心拍再開後ケアと低体温療法
トレーニング・マニュアル

一般社団法人 日本蘇生協議会 編

日本蘇生協議会出版部
発売　学樹書院

このマニュアルは「第17回日本脳低温療法学会」(会長,野々木宏)におけるプログラム「心拍再開後ケアと低体温療法トレーニングセミナー」の内容に準拠したものです.
同学会は2014年8月1～2日,ふじのくに千本松フォーラム／プラサ ヴェルデ［静岡県沼津市］において開催されました.

一般社団法人 日本蘇生協議会 (JRC)

編集委員

相引眞幸	愛媛大学大学院医学系研究科救急医学
黒田泰弘	香川大学医学部救急災害医学
坂本哲也	帝京大学医学部救急医学講座
長尾　建	日本大学病院循環器病センター循環器内科
永山正雄	国際医療福祉大学熱海病院神経内科
野々木宏	静岡県立総合病院

作成委員会

野々木宏	静岡県立総合病院
笠岡俊志	熊本大学医学部附属病院救急・総合診療部
武田　聡	東京慈恵会医科大学救急医学講座
有元秀樹	大阪市立総合医療センター救命救急センター
菊地　研	獨協医科大学心臓・血管内科／救命救急センター

後援

日本循環器学会循環器救急医療委員会
　（心拍再開後ケア普及啓発部会）

はじめに

　第17回日本脳低温療法学会（2014年8月1日，2日沼津市）において，日本初の試みとして「心拍再開後ケアと低体温療法トレーニングセミナー」を開催し，定員を大きく上回る多くの参加者があり，トレーニングマニュアル作成希望の声が多く聞かれました．

　心停止後の救命率を上げるには，質の高い救命の連鎖が時間の遅れなく実践されることが求められます．それには，心肺蘇生法（CPR）の質の向上が不可欠で，CPRのフィードバックシステムの利用，確実な気道管理，機械圧迫による絶え間ない質の高い胸骨圧迫の継続，循環不全に対する経皮的人工心肺補助装置（PCPS）の迅速で安全な導入，心拍再開後（PCAS）のケア，特に低体温療法やカテーテル治療が重要な治療法となります．これらを救急室から集中治療室あるいはカテーテル検査室までの標準的なチーム医療として各施設で確立するためには，効果的なトレーニングが必要となります．これらの治療法を全て網羅したトレーニングは国際的にも少なく，国内初のセミナー開催であり，それに基づいたトレーニングマニュアルは本邦初のテキストとなります．

　本テキストは，日本蘇生協議会（JRC）出版部から発刊し，日本循環器学会循環器救急医療委員会心拍再開後ケア普及啓発部会の会員が主体となって企画・作成をいたしました．

　現在の心拍再開後ケアに必要な事柄が全て網羅されており，実際の現場や各施設でのトレーニング，あるいはPCASトレーニングコースに必携のマニュアルとして役立つものであると確信しています．

JRC代表理事
野々木　宏

執筆者一覧 (ABC順)

有元秀樹	大阪市立総合医療センター救命救急センター
遠藤智之	東北大学病院高度救命救急センター
花田裕之	弘前大学救急災害医学講座
長谷　守	札幌医科大学救急医学講座
林　輝行	国立循環器病研究センター臨床工学部
井上知美	近畿大学薬学部医療薬学科
笠岡俊志	熊本大学医学部附属病院救急・総合診療部
菊地　研	獨協医科大学心臓・血管内科／救命救急センター
岸本万寿実	札幌医科大学附属病院臨床工学部
神津成紀	獨協医科大学救命救急センター
倉島直樹	東京医科歯科大学医学部附属病院MEセンター
黒田泰弘	香川大学医学部救急災害医学
三木隆弘	日本大学病院臨床工学技士室
森實雅司	済生会横浜市東部病院臨床工学部
長尾　建	日本大学病院循環器センター循環器内科
内藤宏道	津山中央病院救命救急センター（現、ピッツバーグ大学救急医学）
二藤部英治	日本大学病院臨床工学技士室
野々木宏	静岡県立総合病院
白井伸一	小倉記念病院循環器内科
田原良雄	国立循環器病研究センター心臓血管内科部門
武田　聡	東京慈恵会医科大学救急医学講座
武田吉正	岡山大学大学院麻酔・蘇生学講座
山下　進	徳山中央病院救命救急センター

（執筆協力）

飯窪　護	甲府共立病院
福井威夫	大阪市立総合医療センター
吉田幸太郎	国立循環器病研究センター

Contents

はじめに 5
執筆者一覧 6
使用器材一覧 9
略語一覧 10

概 説

心拍再開後ケアの重要性 11
呼吸管理，循環管理 13
低体温療法（プロトコール含） 15
モニタリング 17
アルゴリズム，シミュレーショントレーニング 19
薬物治療と合併症対策 21

各 論

トレーニングの実際 23

レッスン1　質の高い心拍再開 25
1　CPRの質のフィードバック 26
2　機械圧迫 30
3　呼吸管理 34
4　モニタリング 37
まとめ 41

レッスン2　適切な循環補助：PCPS，IABP 43
1　PCPS 44
2　IABP 50
器材紹介 56
まとめ 60

レッスン3　適切な温度管理 …… *61*
　1　アークティックサン …… *62*
　2　クーデック® アイクール（咽頭冷却） …… *68*
　3　サーモガード® …… *74*
　4　KTEK-Ⅳ …… *80*
　まとめ …… *86*

レッスン4　PCASシミュレーション（適切なチーム医療） …… *87*
　1　アルゴリズムについて …… *88*
　2　実際のPCASシミュレーションについて …… *90*
　まとめ …… *97*

使用器材一覧

レッスン1
CPRメータ ／ ハートスタート FR3 ／ AED Plus ／ ハートスタート MRx ／ X Series ／ レサシアン with QCPR ／ LUCAS ／ AutoPulse ／ i-gel ／ AirwayScope ／ $EtCO_2$ モニター ／ INVOS ／ NIRO ／ aEEG

レッスン2
キャピオックス遠心ポンプコントローラー／MERA遠心ポンプ装置 HAS-CFP ／ Cardiohelp System ／ コラート BP21-T ／ TOKAI 7F-TAU ／ TRANS-RAY 7Fr ／ SimMan 3G

レッスン3
Arctic Sun ／クーデックアイクール／サーモガード／ KTEK-IV

レッスン4
シミュレーター METIman ／ Arctic Sun ／ aEEG ／ INVOS ／人工呼吸器／除細動器／ AirwayScope

略語一覧

ACS; acute coronary syndrome(急性冠症候群)
ADL; activities of daily living
AED; automated external defibrillator(自動体外式除細動器)
aEEG; amplitude-integrated electroencephalography
AHA; American Heart Association(アメリカ心臓協会)
BIS; bispectral index
BVI; blood volume index(血液量係数)
CAG; coronary angiography(冠動脈造影)
CBP; continuous blood purification(持続緩徐式血液浄化)
CHDF; continuous hemodiafiltration
CoSTR; International Consensus on Cardiopulmonary Resuscitation and Emergency Cardiovascular Care Science with treatment recommendations(心肺蘇生と緊急心血管治療のための科学と治療の推奨に関わる国際コンセンサス)
CPR; cardiopulmonary resuscitation(心肺蘇生法)
ECMO; extracorporeal membrane oxygenation(膜型人工肺)
ERC; European Resuscitation Council(ヨーロッパ蘇生協議会)
$ETCO_2$/$ETco_2$/$EtCO_2$(呼気終末二酸化炭素濃度)
FiO_2/FIO_2(吸入酸素濃度)
GCS; Glasgow Coma Scale
IABP; intra-aortic balloon pumping(大動脈内バルーンパンピング)
JCS; Japan Coma Scale
JCS-ReSS; Japanese Circulation Society with Resuscitation Science Study
JRC; Japan Resuscitation Council(日本蘇生協議会)
NIRS; near-infrared spectroscopy(近赤外線分光法)
$PaCO_2$(動脈血二酸化炭素分圧)
PaO_2(動脈血酸素分圧)
PCAS; post cardiac arrest syndrome(心停止後症候群)
PCI; percutaneous coronary intervention(経皮的冠動脈インターベンション)
PCPS; percutaneous cardiopulmonary support(経皮的人工心肺補助装置)
PEA; pulseless electrical activity(無脈性電気活動)
p-VT; pulseless ventricular tachycardia(無脈性心室頻拍)
ROSC; return of spontaneous circulation(自己心拍再開)
rSO_2; regional saturation of oxygen
$ScvO_2$(中心静脈血酸素飽和度)
SPO_2/ Spo_2/ SpO_2(経皮的動脈血酸素飽和度)
SvO_2(混合静脈血酸素飽和度)
TIMI; thrombolysis in myocardial infarction
TOI; tissue oxygenation index(組織酸素飽和度)
VF; ventricular fibrillation(心室細動)

概説

心拍再開後ケアの重要性

長尾　建

　CoSTR2010, AHA ガイドライン 2010, JRC ガイドライン 2010 等を基にしたJCS-ReSS 班の解析では，社会復帰率を最大限に引き上げる主要対策は，以下の3つと考える．

1. 自己心拍再開を一刻も早く達成させること

　自己心拍再開を達成させる最大の因子は，心停止中の冠動脈血流量である．CPRが施行されなければ冠動脈血流量はゼロである．質の高い胸骨圧迫は冠動脈血流量をある程度保持し，電気ショック成功率（自己心拍再開率）を高める．しかし，質の高い胸骨圧迫でも，自己心拍を自然に再開させる程の冠動脈血流量を得ることは，極めて困難である．一方，Extracorporeal CPR（PCPSを用いたCPR）は，心停止中でも充分な冠動脈血流量（通常の冠動脈造影時に見られる正常な血流：TIMIグレード3フロー）を得ることが可能である．CPRとしてPCPSを駆動させると，自己心拍再開率は約90％（電気ショックなしの自然再開が15％＋電気ショック施行で70％）に達する．

2. 心拍再開直後から救急集中治療を展開すること

　この救急集中治療の展開は，社会復帰を目的とする．急性冠症候群による院外心停止が否定出来ない場合は，緊急冠動脈造影を施行し適応があれば冠血管インターベンション（PCI）を施行する．
　この柱は，①呼吸管理では高濃度の酸素投与を避けSPO_2を94％以上〜100％未満に保つ．過換気を避け$PaCO_2$を40〜45mmHgに保つ．②循環管理では，低血圧（収縮期血圧＜90mmHg）を避け，輸液・心血管作動薬・抗不整脈薬・循環補助装置を駆使し血行動態の安定化に努める．③体温管理では，高体温をさけ深部体温（膀胱温・直腸温・血液温など）を36℃以下に保つ．昏睡（言葉による命令に応答なし）状態であれば，低体温療法を開始する．

3. 心拍再開前から再灌流障害の対策を講じること

　臨床では，院外心停止患者の再灌流障害の対策として，心停止中からの低体温療法が検証されている．自験例の成績では，心停止中から深部体温を34℃に低下出来れば，脳蘇生に有用である成績（Circ J 2010; 74: 77-85）を得ている．

おわりに

　院外心停止傷病者の社会復帰率は極めて低い．これは，世界共通の問題で，各々の国で最善の救急医療とその体制を絶えず構築して行く対策が必要である．
　しかし，ウツタイン様式を用いた研究の注意点は，我が国では院外心停止傷病者の

心拍再開後ケアの重要性

98%を病院に搬送していることである．一方，欧米では院外心停止傷病者の約50%しか病院に搬送していない．このことは，ウツタイン集計手法を用いた転帰は我が国が欧米に比し低値となることを意味する．留意する必要があると考える．

世界に類を見ないAll Japanウツタイン・レジストリ

わが国の院外心停止傷病者に対するウツタイン様式（CPR関連の用語と定義を統一した国際規準）を用いた大規模研究は大阪府から開始（Circulation 2007; 116: 2900-2907）され，関東地方（Lancet 2007; 367: 920-926）に，そして2005年から世界に類を見ない全国集計（N Engl J Med 2010; 367: 994-1004, Lancet 2010; 375: 1347-1354）に発展した．日本循環器学会の循環器救急医療委員会・蘇生科学小委員会のJCS-ReSS班では，All Japanウツタイン・レジストリのデータを解析している．2005～2011年のわが国の院外心停止傷病者発生数のデータによると，院外心停止傷病者は10万人（2005年）～13万人（2011年）発生し，このうち心臓性心停止患者は55%前後（6～7万人）を占める．

2005～2011年の院外心停止傷病者797,422例のうち蘇生施行・成人（18歳以上）・市民または救急隊に目撃された心停止・初回心停止波形が同定された284,813例の初期心停止波形は，心室細動（VF）と無脈性心室頻拍（p-VT）が14.2%，無脈性電気活動（PEA）が37.4%，心静止（asystole）が48.5%で，病院収容時の自己心拍再開率・30日生存・30日良好な神経学的転帰（社会復帰率）は，それぞれVF群（p-VTを含む）が28.9%，27.0%，18.1%で，PEA群が12.5%，7.4%，2.5%で，Asystole群が5.3%，3.0%，0.5%であった（図1）．

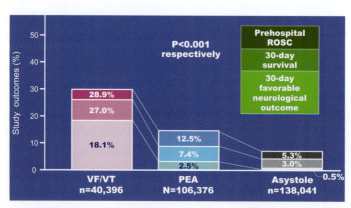

図1　我が国の院外心停止傷病者 2005～2011年 ― 初期心停止波形別の転帰

概 説

呼吸管理,循環管理

遠藤智之

■呼吸管理

- 心拍再開後は,以下のような様々な理由により肺水腫を来し得る.神経蘇生に悪影響を及ぼさないように,適切な酸素化と換気を維持しなければならない.
  ①左室障害に由来する肺水腫,②全身性炎症反応による非心原性肺水腫,③CPR中の誤嚥を契機とした肺炎,④CPRによる肺損傷,⑤既存の感染症.
- 心拍再開後早期の過剰酸素化は,酸化的ストレスによる虚血後神経障害の原因となり得る.
- 酸素飽和度100%はPaO_2 80〜500mmHgの範囲にあることを意味し,過剰酸素投与を示唆するため,94%≦酸素飽和度≦99%になるようにFIO_2を調整する.
- 心停止後はしばしば重篤な代謝性アシドーシスを認めるため,治療者は過換気によりpHを是正したくなる衝動に駆られるが,心拍再開により十分な循環が得られれば,通常はそれだけで代謝性アシドーシスは回復する.
- 心拍再開後の1〜3時間は脳血流のCO_2濃度反応性が低下しているが,それでもなお反応性を有していると推測されている.過換気によるCO_2濃度低下は脳血管収縮による脳虚血を引き起こし,脳障害を悪化させる可能性がある.
- 過換気は胸腔内圧の上昇を招き,CPR中及びCPR後の心拍出量を減少させる.
- 低換気による低酸素血症と高二酸化炭素血症は,心拍再開直後に認められる代謝性アシドーシスの増悪や頭蓋内圧上昇を引き起こし有害である.
- 決定的なデータは無いが,動脈血液ガス分析を定期的に実施し,$PaCO_2$が正常範囲(40〜45mmHg)となるように換気量を調整する.

■循環管理

病態
- 心拍再開後に生じる循環への影響としては,以下の4つの因子が複合的に関与していると考えられる.
  ①心停止後心筋障害による心収縮能低下,②虚血再灌流反応による末梢血管抵抗低下,③虚血再灌流反応による血管透過性亢進に基づく循環血液量減少,④心停止の原因となった病態.
- 心停止後心筋障害とは蘇生後一過性に見られる左室収縮能低下を来す心筋障害である.心拍再開直後から認められ,冠動脈閉塞を認めない症例において,全周性もしくは局所性収縮不全から左室駆出率低下を来し,時間経過とともに48〜72時間で回復するとされている.

- 冠動脈閉塞を伴わない心停止後心筋障害の機序に関しては，第一に心停止中の冠動脈低灌流と虚血に起因する気絶心筋（myocardial stunning）が挙げられる．
- 心拍再開後にアドレナリンが投与された場合は，そのβ作用によって心筋酸素消費量が増大し，酸素需要と供給の較差の開大から更なる心筋虚血を来し心筋障害が悪化し得る．血管収縮薬として蘇生の第一選択薬であるが，このような可能性も指摘されている．

検査と循環モニタリング
- 心拍再開直後の心拍数や血圧は，内因性もしくは外因性のカテコラミンによって修飾されており，心収縮能低下をバイタルサインのみで推測することは困難なため，原則的に心臓超音波によって心筋障害を診断する．
- 急性心筋梗塞との鑑別のためには冠動脈造影が必要である．急性心筋梗塞症例では早期再灌流による心筋救済が心機能回復に寄与するため，心電図変化に関わらず実施を検討する．
- 重症敗血症診療と同様に，乳酸クリアランス，$ScvO_2$，尿量，平均血圧等でモニターする．
- 病態の解釈が困難な場合には，肺動脈カテーテルや経肺熱希釈法などの侵襲的モニタリングを用いて体血管抵抗，心拍出量，SvO_2を評価することも考慮する．

治療
- 心拍再開後の血行動態の変化には，心機能，循環血液量，血管抵抗のそれぞれの因子が関与しており，心臓超音波検査を含めた繰り返しの評価を行い，時々刻々と変化する病態に合わせた薬物治療や補助循環治療を行うことが重要である．
- 心拍再開後は虚血再灌流による全身性炎症反応症候群の状態であり，血管透過性亢進による循環血液量減少状態を来し，更に末梢血管抵抗が低下していると考えられるため，心筋障害を有していても適正な輸液投与に努める必要がある．
- 急性心筋梗塞例や重篤な心停止後心筋障害によるポンプ不全から臓器灌流障害を来す際には，機を逸することなく積極的な循環サポートを考慮する．
- 血管抵抗が著しく低下した状態であればノルアドレナリン等の血管収縮薬が必要となる．
- 心停止後心筋障害を合併していようとも，十分な前負荷と血管抵抗の適正化が得られ，組織循環が維持されているのであれば，必ずしも強心薬を投与する必要はない．
- 心停止後心筋障害に対する特定の薬物治療や併用療法は明らかにされていないが，心収縮力増加のためには，通常ドブタミンやミルリノンが使用される．
- これらの強心薬投与に反応を示さない，あるいは管理困難な不整脈等の副作用が顕在化する場合は，体外循環を用いた循環補助が必要となる．
- 導入が比較的容易で，冠動脈血流を増加させるという点において大動脈内バルーンパンピング（IABP）が選択肢の一つとなる．
- IABPのみでは循環維持が不能な場合は，経皮的人工心肺補助装置（PCPS）の導入とIABPとの併用を考慮する．

概 説

低体温療法（プロトコール含）

田原良雄

　ガイドライン2010における低体温療法の最も良い適応は，心原性（推定を含む）で初期調律がVFの院外心停止で心拍再開後の循環動態が安定している昏睡患者である．なお，昏睡とは，質問に対して意味のある応答がない，あるいはGlasgow Coma Scale（GCS）合計点≦8をさす（付表[p.22]を参照）．

■発生場所，初期調律，自己心拍再開の有無による低体温療法の適応

［院外心停止］　・自己心拍再開後の低体温療法
　　　　　　　　　　初期調律VF ……………………………… Class I
　　　　　　　　　　初期調律PEA, Asystole ………………… Class IIb
　　　　　　・自己心拍再開前からの低体温療法 ……… Class IIb
［院内心停止］　・いかなる初期調律においても …………… Class IIb

■低体温療法施行時に考慮すべき点

① 心停止から心拍再開まで60分以内は効果が期待できる．特に心停止から心拍再開まで25分以内は転帰良好．
② 心停止から6時間以内または，心拍再開から4時間以内に目標体温に到達することを目標とする．
③ ドクターカーの場合には病院到着前から冷却輸液を開始できる．自己心拍再開後転院症例も適応あれば転院前から冷却輸液を開始する．
④ 冷却輸液は，4℃冷却生理食塩液あるいは乳酸リンゲル液を急速輸液（目標：30分間30mL/kg）．
⑤ 血行動態不安定例には補助循環装置（PCPS, IABP）を考慮する．
⑥ 原因がACSの場合には，冷却輸液等を使用し低体温療法を導入しながら緊急CAG/PCIを施行する．

■低体温療法開始時チェックポイント

✓ 心停止発生場所：　　□院内　□院外
✓ 初期調律：　　□VF　□PEA/asystole
✓ 心停止から自己心拍再開：　　□25分以内　□60分以内　□自己心拍再開（未）
✓ 自己心拍再開後の意識レベル：　　□Glasgow Coma Scale（GCS）合計点≦8
✓ 発症前のADL：　　□良好
✓ 血行動態：　　□安定　□不安定→カテコラミン，補助循環装置（PCPS, IABP）
✓ 頭蓋内疾患（意識障害の鑑別）：　　□頭部CT

✓ 心電図・エコー： □ ACS疑い→低体温療法を導入しながら緊急CAG

■プロトコール（例）

体表冷却装置アークティックサン®を使用した低体温療法の例（34℃24時間以上持続，24時間で36℃まで復温）を図1に示す．アークティックサン®の設定変更および中止後の意識レベル確認は，人員に余裕のある日勤帯に行うのが好ましい．

※このプロトコール（例）は，自動体温調節機能を有する他の体表冷却装置や血管内冷却装置でも使用可能である．

日程	1日目	2日目	3日目
体温管理目標	・発症6時間以内に34℃を目標 ・34℃を24時間維持[*1] ・(1) 鎮静薬・鎮痛薬を使用しBIS40～60に調節 ・(2) シバリングによる体温調節困難時は筋弛緩薬併用	・34→36℃ ・1日かけて2℃復温[*2]	・日勤帯に終了 ・(1) (2) を中止し意識レベルを確認する
アークティックサン®設定	・①目標体温：34℃ ・自動モード	・②目標体温：36℃ ・0.1℃／時間で復温（設定変更は日勤帯）	

[*1] 設定温度と持続時間を変更すれば，他のプロトコールにも応用可能である．
[*2] 復温スピードを変更すれば，他のプロトコールにも応用可能である．

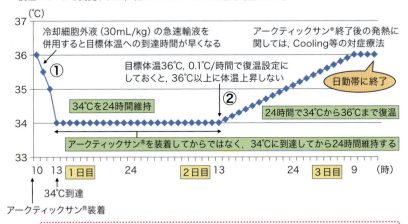

図1 アークティックサン®を使用した低体温療法の例

概説

モニタリング

黒田泰弘

　心拍再開後ケアの目的は良好な神経学的転帰の獲得および合併症の防止である．このため神経集中治療として神経学的診察を含むモニタリングを行う（図1）．

1 呼吸モニタリング

　吸入酸素濃度を増加させると患者の抗オキシダント機能が追いつかなくなり，酸化ストレスおよび副作用が生じる．高酸素血症は院内死亡の独立した予測因子であることが示されている．高酸素血症を避けかつ適切な酸素飽和度（$Spo_2 \geq 94\%$）を維持できるように吸入酸素濃度を調節する．

　高二酸化炭素血症および低二酸化炭素血症のエピソードは自宅退院率，転帰への影響が報告されているが，結果は一様ではない．$ETco_2$モニタリングなどを用いて血中二酸化炭素正常状態を維持する．

2 循環モニタリング

　脱水を補正し循環を維持する．とくに体温管理療法（Targeted Temperature Management）においてはシバリングを防止し末梢循環維持を行う．シバリングの防止および末梢循環維持にはその段階に応じて四肢体表の加温，薬物療法（解熱薬，鎮静薬投与など）を行う．

3 体温モニタリング

　体温管理療法においては膀胱温（あるいは食道温など）を持続モニタリングする．救急外来〜集中治療においては体温を厳密にコントロールすることが必要である．低体温療法では①冷却を迅速に行うが，過冷却にならないようにする，②体温維持期および復温期の体温変動（逸脱）を最小限に抑える，③復温後の発熱を避ける．以上は合併症の発生防止につながる．

4 神経学的診察

　全脳の虚血再灌流障害からの回復は，脳幹反射，痛み刺激に対する運動反応，皮質活動・意識，の順序となり，心停止から72時間以内に完結する．神経学的診察項目は，Glasgow Coma Scale（付表 [p.22] 参照），脳幹反射（とくに瞳孔反射および角膜反射），痙攣，ミオクローヌス重積（30分以上持続する）の有無，である．意味のある運動反応（Glasgow Coma Scale Motor Score）があるかどうか，および逆に脳ヘルニアを疑う徴候はないかはとくに重要な項目である．

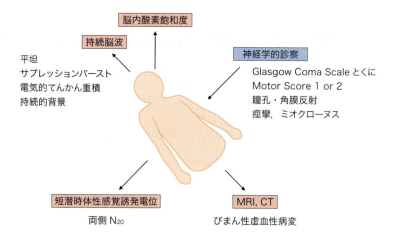

図1　心拍再開後の神経集中治療モニタリング
呼吸循環体温のモニタリングが基本である．心拍再開後72時間以上経過し鎮静薬などの影響がなくなった時点で意識なく，Glasgow Coma Scale Motor Score 1 or 2の状態であれば，瞳孔反射および角膜反射の消失あるいは短潜時体性感覚誘発電位で両側N_{20}の消失があれば転帰不良を示唆する．上記条件がなければさらに24時間経過をみる．臨床判断は複数のモニタリング結果をもって行う．

5 脳モニタリング

　脳障害の程度を把握するためであるが，転帰不良を判断する補助手段としての報告が多い．

　脳内酸素飽和度は，低値とともに極めて高値も神経学的転帰不良を示唆する可能性がある．脳CTでは心拍再開後24時間以内の灰白質/白質CT値比の低下，脳溝消失，脳MRIでは心拍再開後2～5日のびまん性虚血性病変の存在は転帰不良を示唆する．短潜時体性感覚誘発電位*で両側N_{20}の消失は転帰不良を示唆する．脳波は痙攣・非痙攣性てんかん発作の診断に使用できる．持続脳波モニタリング，とくにamplitude-integrated EEG（aEEG：振幅統合脳波）解析を行える機種において，脳波が「平坦」あるいは「サプレッションバースト」であれば転帰不良の可能性がある．

　　*体性感覚誘発電位（SEP）のうち，刺激してから40msec以内に現れる反応波，つまりshort latency（短潜時）SEPのことで，大脳の一次感覚野に限局して出現するとされている．

概説

アルゴリズム，シミュレーショントレーニング

武田　聡

　「低体温療法」を含む「心拍再開後ケア」が必要な症例に適切な対応ができるようにするためには，標準化が必要不可欠である．「心拍再開後ケア」の「アルゴリズム」や「シミュレーショントレーニング」は，この標準化に有用である．

　以下ABCDに従った「アルゴリズム」を活用して，バイタルサインを含めた全身状況の安定化を計る（レッスン4「PCASシミュレーション（適切なチーム医療）」1. アルゴリズムについて，図「心拍再開後ケアのアルゴリズム」参照）．

1 Airway（気道管理）

①自己心拍再開前の胸骨圧迫中断時間は最小限にすべき．
②自己心拍再開後，昏睡状態で自発呼吸が無く，継続した気道および呼吸管理が必要な場合は，気管挿管が必要．
③各種気管挿管サポートデバイスを使用して確実に気管挿管を実施．気管挿管の確認は後述の$EtCO_2$を波形で確認．

2 Breathing（呼吸管理）

①$EtCO_2$は35〜40mmHgを目標にコントロール．
②SpO_2は94%以上を維持．FiO_2はSpO_2 94%以上を維持できる最低限に．

3 Circulation（循環管理）

①収縮期血圧が90mmHg以上を維持できるようにまずは補液，必要があれば昇圧薬を使用．
②12誘導心電図を記録，ST上昇等が認められ急性冠症候群が心停止の原因として疑われる場合には，直ちに心臓カテーテル検査およびカテーテル治療（PCI）を検討．

4 Dysfunction of Central Nervous System（意識レベル）

①昏睡状態が継続していれば，低体温療法の適応．
②4℃に冷却した生理食塩水の点滴静注から開始，その後各種デバイスで低体温療法を導入．

　実際の心停止の状況を再現した臨床に即した状況で，バイタルサインが再現できる高規格シミュレーターを使用したフルスケールシミュレーションを行う（図1）．

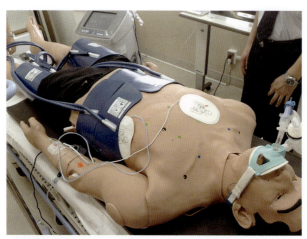

図1　シミュレーショントレーニング

①上記「アルゴリズム」によるバイタルサインを含めた全身状況の安定化を図る．
②体表冷却デバイスや血管内冷却デバイスを実際に使用して，低体温療法を導入．
③必要に応じてIABPやPCPSも使用．

概 説

薬物治療と合併症対策

笠岡俊志

　低体温療法は心停止後症候群（PCAS）の神経学的予後改善効果が臨床研究で確認され，多くの施設で実施されるようになった．しかしながら低体温という非生理的な状態に対する様々な生体反応による合併症が発生する危険性があり，合併症対策を考慮した集中治療管理が求められる．脳保護目的の低体温療法としては32～34℃の軽度低体温が用いられるが，軽度低体温でも様々な生理学的変化を認める．臨床的に重要な合併症としては，循環抑制，不整脈，電解質異常，シバリング，血液凝固障害，高血糖，感染症などが挙げられる．合併症を早期に発見するために，呼吸・循環モニターの活用や経時的な血液検査の実施が不可欠である．さらに，低体温による合併症を予防または軽減するために，適切な鎮静・鎮痛レベルを維持することも重要である．そのために，多くの症例で鎮静薬や鎮痛薬の投与が行われ，さらに症例によっては筋弛緩薬の投与も行われている（表1）．特に，体温管理に影響するシバリングの抑制や脳機能に影響するけいれん発作の抑制は重要であり，様々な薬物が臨床使用されている（表2）．
　低体温療法中には様々な合併症が発生する頻度が高く，合併症への対応が予後に影響すると言っても過言ではない．低体温療法は冷却のみであれば簡便な治療法と思われるが，合併症を考慮した集中治療管理には専門的な知識と経験が必要である．

表1　低体温療法中に使用される主な薬物

鎮静薬	ミダゾラム，プロポフォール，デクスメデトミジン
鎮痛薬	麻薬：フェンタニル，モルヒネ 非麻薬性：ブプレノルフィン，ペンタゾシン，ブトルファノール
筋弛緩薬	ベクロニウム，パンクロニウム，ロクロニウム
血管拡張薬	ヒドララジン，クロルプロマジン
その他	ヘパリン，インスリン，カテコラミン

表2　シバリング閾値を低下させる薬物

吸入麻酔薬	イソフルラン，デスフルラン
鎮静薬	プロポフォール，ミダゾラム，デクスメデトミジン
オピオイド	フェンタニル，メペリジン
その他	マグネシウム

付表 (本文p.15-18参照)

Glasgow Coma Scale (GCS)

E) 開眼	
自発的に	4
言葉により	3
痛み刺激により	2
開眼しない	1

V) 最良言語反応	
見当識あり	5
混乱した会話	4
不適切な単語	3
無意味な発声	2
発声がみられない	1

M) 最良運動反応	
指示に従う	6
痛み刺激部位に手足をもってくる	5
痛みに手足を引っ込める(逃避屈曲)	4
上肢を異常屈曲させる(除皮質硬直肢位)	3
四肢を異常伸展させる(除脳硬直肢位)	2
全く動かさない	1

GCSスコア:E+V+M=3〜15(最重症は3点,最軽症は15点)
各因子は,繰り返し検査したときの最良の反応を採用する.

Japan Coma Scale (JCS)

Ⅲ. 刺激をしても覚醒しない状態(3桁の点数で表現) (deep coma, coma, semicoma)	
300.	痛み刺激に全く反応しない
200.	痛み刺激で少し手足を動かしたり顔をしかめる
100.	痛み刺激に対し,払いのけるような動作をする

Ⅱ. 刺激すると覚醒する状態(2桁の点数で表現) (stupor, lethargy, hypersomnia, somnolence, drowsiness)	
30.	痛み刺激を加えつつ呼びかけを繰り返すと辛うじて開眼する
20.	大きな声または体を揺さぶることにより開眼する
10.	普通の呼びかけで容易に開眼する

Ⅰ. 刺激しないでも覚醒している状態(1桁の点数で表現) (delirium, confusion, senselessness)	
3.	自分の名前,生年月日が言えない
2.	見当識障害がある
1.	意識清明とは言えない

注 R:Restlessness(不穏),I:Incontinence(失禁),A:Apallic stateまたはAkinetic mutism

たとえば 30Rまたは 30 不穏とか,20Iまたは 20 失禁として表す.
(脳卒中合同ガイドライン委員会編.脳卒中治療ガイドライン2009.協和企画:2009,付録;p.341より)

各論

トレーニングの実際

　低体温療法を中心とした心拍再開後ケアを最大限に活用して転帰の改善をもたらすためには，迅速かつ安全に，質の高いチーム医療が実施される必要がある．それには，それぞれの施設での効果的なトレーニングを繰り返すこと，また標準化をはかるための実施マニュアルが必要となる．そこで，チーム医療の普及啓発のため，心拍再開後ケアに関する実技トレーニングを企画した．午前の総論的な講義と，午後の実技コース（4ブースをローテーションする）からなる．各施設におけるトレーニングでは，それぞれのパートを選択して，分割してコースを開催することが可能である．

　第1ブースでは，脳蘇生を得るための質の高いCPRトレーニングを行う．心停止後に質の高いCPRが実施されなければ，神経学的に良好な蘇生は得られないからである．①効果的なCPRのフィードバック方法の活用，②搬送中などの用手的な胸骨圧迫の継続が困難な場合の，機械圧迫法の活用，③気道確保が困難な場合の確実な気道管理方法，④CPR中に必要なモニタリングを学ぶ．

　第2ブースでは，①確実な循環管理法としてのPCPSとIABPの導入についての適切なチーム医療，②安全で迅速なカニュレーションのコツをシミュレーションすること，③適切なプライミングと回路の接続方法，④合併症を避けるための方法，⑤IABPの活用の方法を学ぶ．

　第3ブースでは，様々な低体温療法を学ぶ．それぞれの施設に応じた方法を選択できるように，導入の方法やプロトコール，また国内で利用できる器材の全てを学ぶ．

　第4ブースは，第1～3ブースで学んだ全ての要素を取り込んだ，心拍再開後ケアのシミュレーションブースとなる．代表的なシナリオを組み込んだ高規格マネキンを使用して，チームで診療に取り組み，そのあと，効果的なデブリーフィングの方法も学ぶ．

（野々木　宏）

各 論

レッスン 1
質の高い心拍再開

　心停止例の転帰を改善させるためには，質の高い心拍再開が重要であり，除細動を組み合わせた「CPRの質」を向上させる必要がある．とくに胸骨圧迫での①深さ，②テンポ，③リコイル，④中断時間，⑤換気量と回数，を念頭に置いた「CPRの質」を客観的に評価することが推奨されている．
　これらの力学的指標を客観的に評価して音声や文字でリアルタイムにフィードバックを行える器具を用いることは，蘇生中の「CPRの質」を向上させることや，実施後の振り返りやトレーニングにも有用である．また，胸骨圧迫が疲労で効果的でなくなる点や，様々な状況下で胸骨圧迫の中断が生じる点を考慮すると，機械圧迫が有用である．バンド式のものやピストン式のものがあり，効果的な胸骨圧迫を継続させることで，次の治療への橋渡しが可能になる．
　蘇生中の気道管理も「CPRの質」には重要であり，簡便に気道確保できる声門上器具と気管挿管を容易にしてくれるビデオ喉頭鏡は，胸骨圧迫の中断を最小限にしてくれるほか，自己心拍再開後の呼吸管理を行う際にも有用である．
　さらに「CPRの質」を客観的に評価するための，蘇生中の生理学的指標が注目されている．連続呼気CO_2波形での$ETCO_2$を蘇生中の肺循環の指標としたり，近赤外線分光法（NIRS）を用いて脳表の組織酸素飽和度を測定することで，蘇生中の脳血流の指標としたりして，「CPRの質」の改善が試みられている．脳波計では，自己心拍再開直後やその経過から転帰を推測することが研究されている．
　ここでは，1.「CPRの質のフィードバック」，2.「機械圧迫」，3.「呼吸管理」，4.「モニタリング」に分け，「CPRの質」を客観的に評価して「CPRの質」を向上させる方法や，「CPRの質」を維持する手段を解説する．臨床現場やトレーニングの現場で活かしてもらいたいと思う．

〈菊地　研〉

1. CPRの質のフィードバック

　CPRの質は傷病者の予後に大きな影響を与えるため，救命率向上には質の高いCPRを実践する必要がある．質の高いCPRとは「適切な胸骨圧迫のテンポと深さ」「完全な圧迫解除」「最小限の胸骨圧迫中断」「過換気を避ける」であり，院内外での蘇生処置およびトレーニング時において，フィードバック機能が質の向上に効果的である．

1 CPRメータ™（画面表示によりフィードバックを実施）

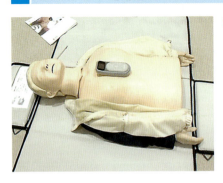

❶ CPRメータ™の設置
- 裏面の両面テープを剥がし，胸骨上にCPRメータ™を置き，その上から胸骨圧迫を実施する．
- バッテリーが内蔵され，小型化されているため，院内外において使用可能であり，移動に便利である．

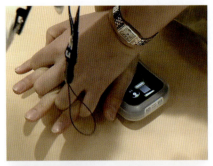

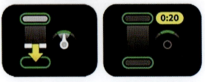

❷ 胸骨圧迫の実施とフィードバック
- 胸骨圧迫の深さおよび圧迫解除が不十分である時は黄色の矢印で表示される．
- メーター部分は胸骨圧迫のテンポを表示しており，緑色の範囲であると1分間に100〜120回の適切なテンポであることを示す．
- 胸骨圧迫を中断すると中断時間が表示される．
- トレーニングおよび実際のCPR時のフィードバックに使用できる．
- マイクロSDカードが内蔵されているため，CPR実施時のフィードバックだけでなく，詳細なデータをデブリーフィングに使用できる．

質の高い心拍再開　レッスン1

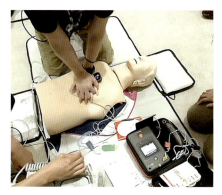

❸ AEDへのCPRメータ™追加導入

- CPRメータ™を追加導入可能なAEDもあり，CPRメータ™によるフィードバックだけでなく，AEDより胸骨圧迫のテンポを音声でガイドする．

2　AED（音声と画面表示によるフィードバックを実施）

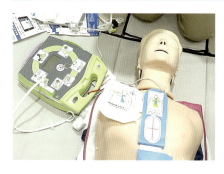

❶ AEDパッド装着

- AEDパッドに記載されている図の通りに貼付すると，胸骨圧迫の位置が表示されており，胸骨圧迫センサーが内蔵されている．

❷ 胸骨圧迫とフィードバック

- AEDの操作についての音声ガイドに加えて，胸骨圧迫時には胸骨圧迫の深さとテンポについて音声と画面表示によりフィードバックされる．
- 画面表示にはAED操作経過時間，通電回数のほか，リアルタイムに胸骨圧迫の深さが棒グラフで表示される．
- パソコンへのデータ転送が可能であるため，詳細なデータをデブリーフィングに使用できる．
- 小児用パッドには胸骨圧迫センサーが内蔵されていないため，胸骨圧迫のテンポのみ音声でガイドする．
- AEDトレーナーおよびトレーナー用パッドには胸骨圧迫センサーは内蔵されていない．

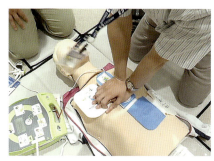
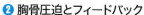

3 モニタ付除細動器（AED機能付・音声と画面表示によるフィードバックを実施）

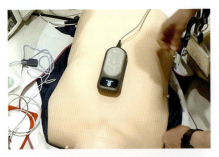

❶ CPRセンサー（Q-CPR）の装着
- 胸骨にQ-CPR本体を装着する．ずれる場合は，専用の両面テープを使用しQ-CPRを胸に貼り付ける．
- 胸部に装着したQ-CPRはモニタ本体の画面と連動する．

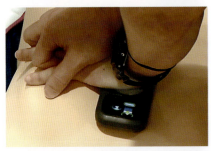

❷ CPR実施とフィードバック（1）
- 胸骨圧迫を実施すると，Q-CPR画面で胸骨圧迫の深さやテンポ，圧迫解除について，リアルタイムで確認できる．

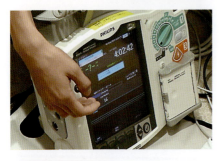

❸ CPR実施とフィードバック（2）
- モニタ本体に胸骨圧迫と換気の経過が表示される．
- 胸骨圧迫が適切でない場合，音声によるフィードバック機能がある．（機能はON/OFF選択可能）．

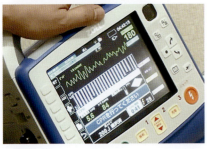

❹ CPR実施とフィードバック（3）
- モニタ付除細動器では12誘導心電図（解析機能付），パルスオキシメーター，観血・非観血血圧，$ETCO_2$，体温が表示されるが，胸骨圧迫と換気の経過も表示される．
- トレーニングおよび実際のCPR時のフィードバックに使用できる．

4 レサシアン with QCPR®（トレーニング時に一定時間実施後のCPRの質を評価）

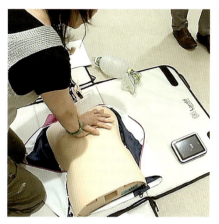

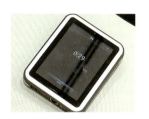

❶ CPRトレーニング実施
- トレーニング時に成人マネキンを使用して，1分間胸骨圧迫と換気を実施する．
- 無線タブレット（SimPad）の画面には1分間の残時間が表示される．

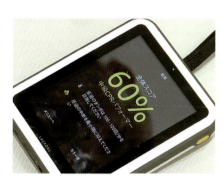

❷ 実施後のフィードバック（1）
- 1分実施後，データを保存すると，全体スコアとしての評価が表示される．

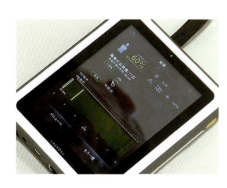

❸ 実施後のフィードバック（2）
- 1分間の胸骨圧迫の深さ，圧迫解除，換気における推移が線グラフで表示される．
- 胸骨圧迫の深さ，速さ，圧迫解除が適切に実施できた割合がそれぞれ表示される．

2. 機械圧迫

　心肺停止患者に対して最初に施行すべきことの中に胸骨圧迫があげられることに異論はないと思われる．その胸骨圧迫に関して，最近の研究から得られたことはテンポおよび胸骨圧迫の深さ，そして継続（絶え間のない胸骨圧迫）の重要性である．このすべてが重要なことであるが，胸骨圧迫施行者の疲労が最大の問題点である．
　以下に紹介する2つの機器はそのいずれをも克服するものとして，胸骨圧迫の次のステップへの橋渡しになるものである．

1 LUCAS®

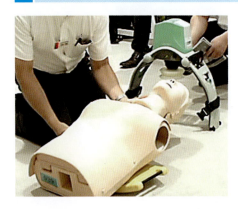

- バックプレートを背中から入れる．

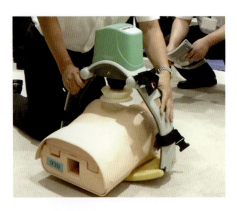

- 上からLUCAS®本体をかぶせる．その際に自分に近い側の支持脚をバックプレートに取り付ける．

質の高い心拍再開　**レッスン1**

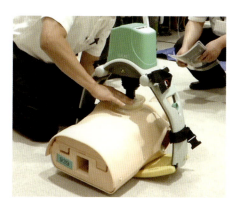

- 吸着カップが胸骨端の真上になるように，そして吸着カップが正中にあるように位置を定める．
- アジャストモードであることを確認して圧迫することなく胸部に触れるまで下げる．
- 自動的に位置が調整される．

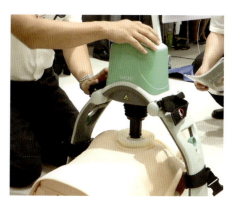

- アクティブボタンを押して圧迫を開始する．
- 気管挿管がなされているときは「連続」を，気管挿管がなされていないときは「30：2」を選択する．
- 30：2では3秒間のPauseが入るのでそのときに換気を行う．

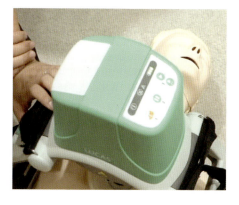

- 適切に作動しているかどうかをチェックするだけでよい．

2 AutoPulse®

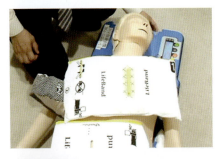

- まず患者をAutoPulse®に載せたら頭側にある電源をonにする．

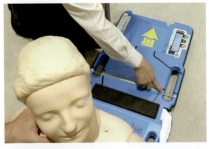

- 患者をAutoPulse®に載せる際，外人の場合は黄色い（指差し）ラインより上に腋窩部が来るように載せることが推奨されているが，日本人は体格が小さいのでAutoPulse®に体が載っているように気をつければよい．

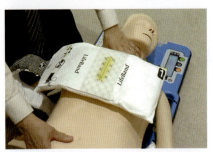

- ついでライフバンドを胸骨正中にあわせる．その際黄色の位置あわせタブが胸骨正中に来ていること，ライフバンドがよじれていないことを確認する必要がある．

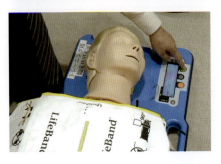

- 操作パネルの開始続行ボタンを1回押すと，ライフバンドが自動的に調節されて締まり，患者に適切な圧迫深度が決定される．

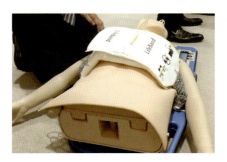

- その後自動的に胸骨圧迫が開始される．全体的な圧迫であり，胸部の損傷リスクが低いことが特徴である．
- また，30：2，15：2，連続の3つのモードが選択できる．

3. 呼吸管理

　CPR時の胸骨圧迫を中断することなく気道確保を行うことは，気管挿管に慣れた医師でもしばしば難渋する．ここでは胸骨圧迫を中断することなく，気道確保を行うことが出来る，声門上器具i-gel®とビデオ喉頭鏡エアウェイスコープ®について説明する．

1　i-gel®

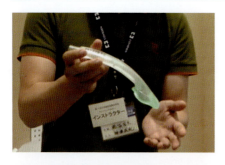

❶ i-gel®について
- 従来の声門上器具と違い，空気を注入するカフが存在しないため挿入に要する時間が短い．
- 先端がめくれることがなく挿入が容易である．

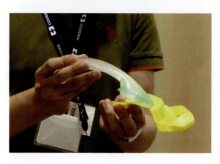

❷ 挿入の準備
- 保護ケースを用いて挿入部の前面，後面に潤滑剤を付けておく
  （カフ開口部につかないように注意）．

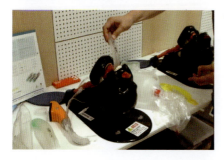

❸ 挿入方法
- 頭部を軽度後屈させておく．
- 開口面が患者の顎側を向くように持ち，咽頭後壁に沿わせ目安となる線まで挿入．

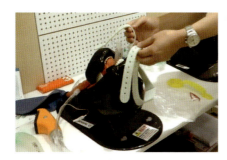

❹ 固定方法
- 材質上浮いてきてしまうことがあるため専用のバンドで，もしくは上顎にテープで固定する．

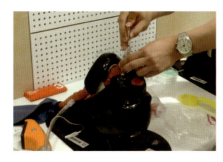

❺ その他
- i-gel®を介して細めの気管チューブを挿管することも可能．
- 胃管挿入も可能．

2 エアウェイスコープ®

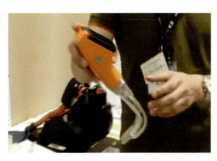

❶ エアウェイスコープ®について
- CCDカメラとモニターを内蔵した本体と，ディスポーザブルの専用ブレード（イントロック）からなる．

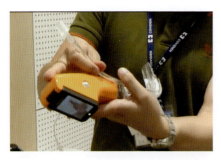

❷ 挿入の準備
- 電池残量の確認．
- 曇り止めの塗布（必須！）．
- 気管チューブのカフに十分な潤滑剤を塗布し，イントロックのガイド溝に装填．

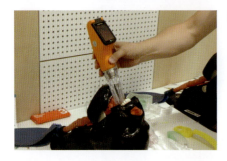

❸ 挿入方法
- 十分な開口を目指すため頸部は中立位か軽度後屈させておく．
- 舌を圧排させることなく，咽頭後壁を沿わせるように挿入．

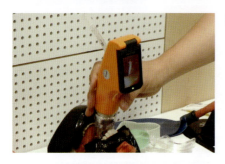

❹ 気管チューブの進め方
- 必ずブレード先端を喉頭蓋の下に当て，本体をゆっくり真上へ挙上させる．
- 声門が十分確認できたところでターゲットマークが声門に一致するよう微調整し気管チューブを進めた後，慎重にブレードのみを抜去．

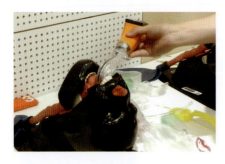

❺ 本体挿入が困難なとき
- 胸郭に当たらないように本体を傾け，ローテーションをかけながらの挿入も可．
- 気管チューブを装填したイントロックのみ先に挿入し，その後本体を装着（パイルダーオン法）．

4. モニタリング

1 生理学的モニタリング

❶ CPR中
- 挿管患者の蘇生中の連続呼気CO_2波形で,$ETCO_2$が10mmHg未満の時には「CPRの質」を改善させる必要がある.
- 胸骨圧迫解除時の動脈圧が20mmHg未満の時には「CPRの質」を改善させる必要がある.
- $ETCO_2$濃度が急峻に増大する時には自己心拍が再開したことを示す.

❷ 自己心拍再開後ケア
- 換気および酸素化の最適化を行う.
- 過換気を避ける.
 換気回数を10〜12回/分から始め,$ETCO_2$が35〜40mmHgとなるように調整する.
- 過剰な酸素を避ける.
 SpO_2を94〜99%に維持できるように,FiO_2を調整する.

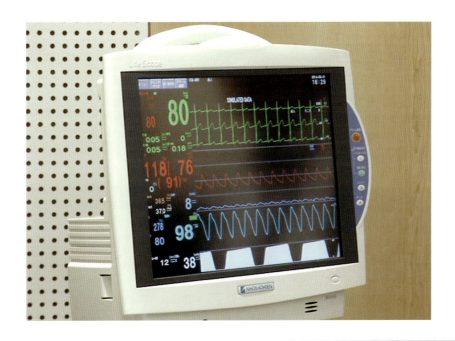

2 脳モニタリング

❶ 近赤外線分光法（NIRS）を用いた蘇生モニタリング

　近赤外線分光法（NIRS）により，細動脈，細静脈および毛細血管などの最終的なガス交換の場である微小循環での組織酸素飽和度を経皮的に連続的にモニタリングできる．前額部にセンサーを装着した場合，脳表から1cm程度の微小循環での組織酸素飽和度を反映し，脳循環の指標になると考えられる．蘇生中にこれを用いることで，非侵襲的・連続的・リアルタイムに脳循環をモニタリングすることができ，「CPRの質」の指標としての試みが行われている．

（1）無侵襲混合血酸素飽和度監視システム（INVOS™）

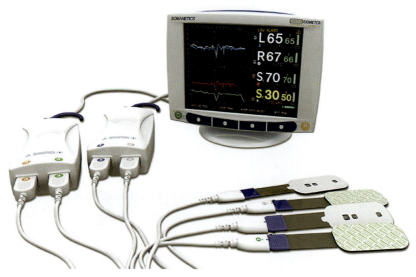

（写真提供：コヴィディエン ジャパン株式会社）

- INVOS™で測定される組織酸素飽和度はrSO_2としてトレンド表示される．
- 総ヘモグロビン量の変化を反映する血液量係数（BVI）の測定が可能である．
- ベースラインの設定を行うことで相対的変化に対し警告表示できる．
- センサーの種類も新生児から成人用まで幅広い患者に対応している．
- 脳や局所の灌流低下などの組織灌流の即時的なモニタリングとして有用であり，院外心停止患者の病院到着時rSO_2は90日後の神経学的予後を予測することができるなどの報告もされている．

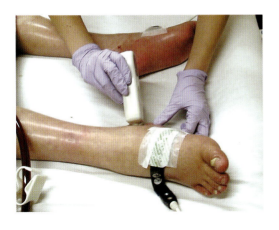

- 最大4チャンネルの測定が可能で，2チャンネルを前額部に装着して残り2チャンネルを下肢に装着することで，脳循環の指標だけでなく，PCPS管理での送血挿入側の下肢灌流の指標としても有用性が高い．

(2) 赤外線酸素モニタ装置 (NIRO-200NX / NIRO-CCR1)

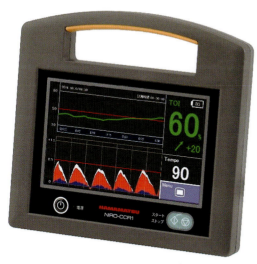

- NIROで測定される組織酸素飽和度はTOIで表示される．
- 測定間隔が超短時間であることから，拍動ごとのTOI変化を測定することができ，波形表示される．
- 波形表示では，赤色が酸素化ヘモグロビン (Hb) 量，青色が脱酸素化Hb量，白色が総Hb量を示す．

(浜松ホトニクス社製　写真提供：アイ・エム・アイ株式会社)

レッスン1　質の高い心拍再開

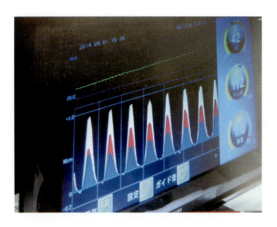

- CPRのときには，胸骨圧迫にあわせて波形表示され，当初は高さも低くほぼ青色（脱酸素化Hb量）のみであったものが，徐々に高くなり赤色（酸素化Hb量）が増えていく．
- この波形変化やTOIの数値により，「CPRの質」の評価を試みている．

❷ aEEGを用いた心拍再開後ケアでのモニタリング

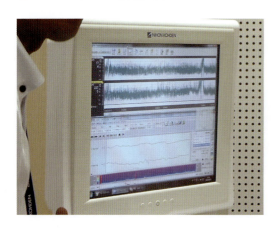

- 脳波の振幅の変化を圧縮加工して半対数目盛で表示したトレンドグラフで，取り扱いや判読が従来の脳波検査に比べて容易．
- 新生児集中治療室（NICU）で用いられ，成人例はこれから．
- 非痙攣性のてんかん発作の検出に有効で，抗てんかん薬の効果の指標となる．
- 成人の心停止後症候群（PCAS）の波形パターンが心停止蘇生後の意識回復と相関するとの報告があり，予後判定の有用性が検討されている．

● まとめ

- 質の高い心拍再開には，CPRの質が重要である．
- CPRの質を客観的に評価することが推奨されている．
- CPRの質をフィードバックする器具を用いることで，蘇生中のCPRの質が向上する．振り返りやトレーニングにも有用である．
- **機械圧迫**で効果的な胸骨圧迫を継続させることで，次の治療への橋渡しが可能になる．
- 簡便に気道確保できる声門上器具とビデオ喉頭鏡による**呼吸管理**で，胸骨圧迫の中断を最小限にする．
- 連続呼気CO_2波形でのETCO$_2$や近赤外線分光法（NIRS）での脳表の組織酸素飽和度を**モニタリング**して，CPRの質の改善を試みる．
- aEEGによる自己心拍再開後ケアでの**モニタリング**は，予後判定に有用と考えられる．

各論

レッスン2
適切な循環補助：PCPS, IABP

　PCAS（心停止後症候群）に際して，心停止の原因が心原性であることは臨床的にも多く経験されるが，低体温療法を含む集学的治療において循環管理はその根幹となるといえる．循環動態が安定している場合の治療についてはエビデンスが蓄積されてきているものの，急性冠症候群や心停止に伴う虚血再灌流障害などの低心拍出量例でのPCAS管理については未だ一定のコンセンサスは得られていない．しかし循環動態の維持については，重症心不全に対する循環管理と同様の方法が行われているのが一般的である．

　PCASに対しての循環管理は，薬物治療として循環作動薬がまず低心拍出量に対して用いられることが多い．しかしこれらの薬剤の効果が不十分である場合，補助循環としてPCPS（経皮的人工心肺補助装置）やIABP（大動脈内バルーンパンピング）が併用される．これらのデバイスを適切に使用することが，不安定な循環動態であるPCASにおいて重要となる．しかしPCPSやIABPの原理や役割について記載された成書はみられるもののユーザー視点からの使用方法について述べられることは少ないため，本項では極めて現実的な使用方法について解説を行う．

　特にPCPSについては施設間で様々な方法があるのが現実であるため，このテキストに記載している内容は，複数の施設の意見を考慮した方法である．あくまでも安全かつ適切にPCPSを確立できることを目標としているため，本法を参考として各施設に取り入れて頂ければと考える．

　なお，使用される機器については各メーカーから販売されているが，基本性能については大きな差は無い．そのため，このセミナーでは特定の機器を推奨するものではなく，各機種に共通の重要な項目を扱っている．各機器の特長については別項にて紹介する．

　　注：近年ではPCPSについてECMO（膜型人工肺）のうち心肺補助の場合はV-A
　　　　ECMOと表記することが一般的となってきているが，本邦において現時点では
　　　　PCPSとしての認知が高いため，本項目ではPCPSと表記する．

（有元秀樹）

1. PCPS

　PCPSは遠心ポンプと膜型人工肺からなる閉鎖回路を送血管および脱血管を挿入することにより体外循環を確立し，循環サポートを行うデバイスである．熱交換器付きの人工肺を使用する事により，循環サポートのみならず体温のコントロールも可能となる．

1 プライミング

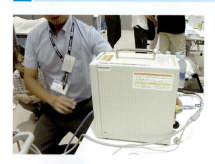

❶ プライミング前の確認
- 常に電源に接続し充電しておく．
- 使用前にはバッテリーが十分であるか確認．

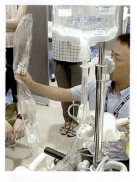

❷ 回路の確認
- 清潔操作側はビニールのパッケージでカバーされている．
- プライミング量は回路の容量によって異なるが，500〜600mL必要である．
- 細胞外液を500mL×2もしくは1000mLのものを用意する．

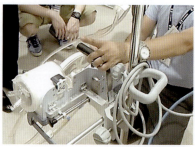

❸ 人工肺・熱交換器の取り付け
- 人工肺を固定するホルダーに取り付ける．
- 脱落しないようにしっかりと取り付けられているか確認．

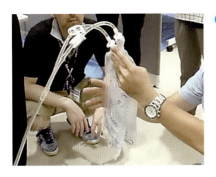

❹ プライミング開始
- 落差で回路内を液体で満たす．
- 最初に図のように逆さにすると先にエアーを排出でき，回路内に誤ってエアーが混入することの防止となる．

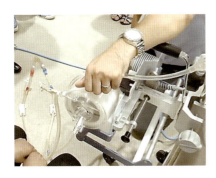

❺ 人工肺～遠心ポンプのエア抜き
- プライミングラインは各施設によって回路に繋がっている場所は様々であるが，基本はとにかく気泡（エア）を除去することである．
- 動画で使用している回路では人工肺→遠心ポンプの順番でエアを抜いている．そのため鉗子で人工肺～遠心ポンプ間をクランプして，人工肺を先にエア抜きしている．その後クランプを解除して，同様に落差で遠心ポンプをプライミングする．
- 人工肺の内部のエアは人工肺の上方の三方活栓から抜くことが多い．
- エア抜きが終われば，再び栓を装着する．（各人工肺のマニュアルを参考のこと）

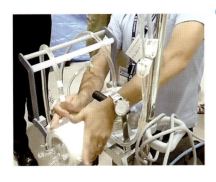

❻ 回路のエア抜き
- 回路をクランプした鉗子を外し，遠心ポンプをプライミングモードで運転開始する．（プライミングモードが無い機種では1000回転程度で運転開始する）
- エア抜きの際は破損を防止するため鉗子など硬いものではなく，用手的にエア抜きを行う．
- サンプルポートなど各分枝について，シリンジなどを用いてエア抜きを行う．

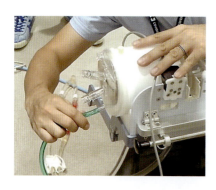

❼ プライミング完了〜確認

- プライミング終了したら，送血管・脱血管に繋がる部位を鉗子でクランプする．
- 流量計を取り付ける．
- 酸素供給のためのチューブはフィルターが目詰まりするため加湿しない．
- 人工肺のGas-inなどと書かれたところに接続する．
- 酸素の投与量は血流量と同じ量が基本．（ポンプ流量：酸素流量＝1：1）

2 カニュレーション

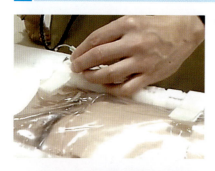

❶ 大腿動脈・静脈穿刺

- 穿刺時に超音波ガイド下に行うことを推奨
- 通常はセルジンガー法で穿刺．
- 背側の血管壁を貫かないように穿刺することが望ましい．
- 穿刺針からの血液逆流を確認．
- 穿刺ポイントは鼠径靱帯より末梢となるようにする．

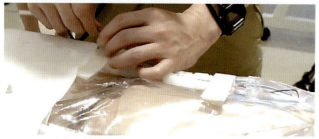

❷ ガイドワイヤー挿入

- Cアームや血管造影室など透視が使える場合は使用を推奨．
- 透視が使えない場合は超音波で腹部大動脈や下大静脈でガイドワイヤーを確認する．
- 抵抗がある場合は無理に進めない．
- 必要であれば穿刺針から造影剤を注入して確認．
- 血管内にワイヤー全体を挿入しないように注意．
- ワイヤーを留置して穿刺針抜去．

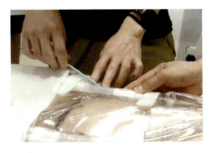

❸ ダイレーター挿入
- ダイレーターを皮下組織，血管壁を通過させる．
- ワイヤーを留置してダイレーターを抜去する．

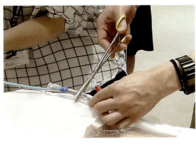

❹ 送血管・脱血管の挿入
- 送血管（脱血管）をワイヤーを用いてダイレーターと同様に挿入する．
- 内筒（ダイレーター）と送血管の段差が挿入時の抵抗となることが多いため，しっかりと挿入し段差を少なくする．
- 挿入困難な場合は刺入部の切開を追加するか，皮下をモスキート鉗子などで剥離する．
- 内筒とガイドワイヤーを抜去後，鉗子で送血管（脱血管）をクランプする．
- クランプの際に誤って，金属が入った補強部をクランプしないように注意！（カテーテルが変形するため）

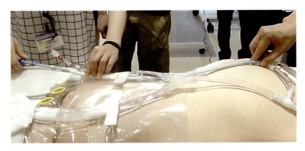

❺ 送血管・脱血管の位置の決定
- 送血管は根元まで入れてもよいが，PCPSとして使用する場合は脱血管を下大静脈〜右房まで挿入する．
- 前もっておおよその長さを計測しておくか，超音波などを用いて確認する．
- 固定後，X線で確認する．

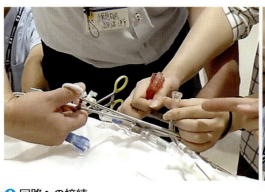
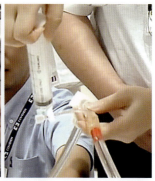

❻ 回路への接続
- 清潔操作で回路を清潔野に渡してもらう．
- 通常では送血管は赤い回路へ，脱血管は青い回路へ接続する．
- 接続の際は2名で行い，一人は接続を，もう一人は気泡が入らないように液体を満たす役割を行う．
- シリンジで生食を滴下するか，患者側のクランプを少し開放して回路内を液体で満たす．
- 気泡が入ってしまったら，シリンジを接続して除去する．

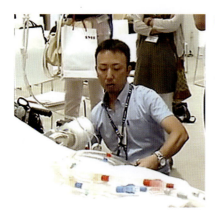

❼ PCPSの開始
- 全ての三方活栓など気泡を引き込む可能性があるところが閉じているのを確認する．
- 脱血管のクランプを解除する．
- 送血管をクランプしたまま遠心ポンプの回転数を少しずつ上げる．
- 落差で逆流しない程度の流量が得られたら，少しずつ送血管のクランプを開放する．
- 完全に開放したら酸素投与を開始する．（ポンプ流量：酸素流量＝1：1）
- 送血管の血液の色が明るくなっている（酸素化されている）ことを確認する．
- 最大の血流量がどれだけ確保できるか確認しておく．

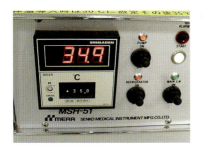

❽ 低体温の導入〜維持

- 熱交換器の温度設定を目標温に設定する．（図は35.0℃設定）
- 体外循環開始とともに，速やかに体温が変化するため，必ず深部温のモニタリングを行う．
- 復温時の例として，設定温を1〜2時間毎に0.1℃上昇するセッティングにしている．

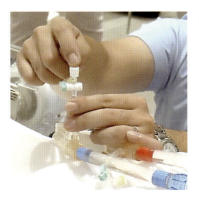

❾ PCPSの注意点

- 脱血側は陰圧になっており，遠心ポンプ以後の送血側は陽圧になっている．
- 図のエアーキャップはプライミングの際のエア抜きに用いられるものであり，陰圧の場合はエアーを引き込む恐れがあるため通常のキャップに変更しておく．
- 抗凝固薬としてヘパリンは全身投与でも構わない．
- 回路から抗凝固薬を投与する場合は，陽圧である遠心ポンプの後に接続する．
- 脱血不良の際はカテーテルの位置や，循環血液量の減少を考慮する．

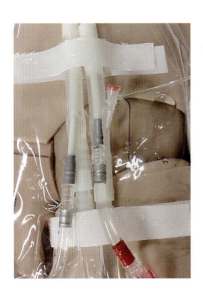

❿ PCPSのトラブルシューティング

- 流量を得るために太い口径を選択した場合にしばしば送血管の末梢の阻血がみられることがある．
- 末梢側に血管造影検査などで使用される4〜5Frのシースを末梢へ向けて挿入し，分枝より送血することにより対処できる．
- 挿入はエコーガイド下などでセルジンガー法にて挿入する方法が一般的．
- 透視下であればガイドワイヤーを反対側から誘導し，それを目印に穿刺する．

2. IABP

　Intra-aortic balloon pumping（IABP）はバルーンカテーテルを胸部下行大動脈に留置し，心拍動に同期させて 30 ～ 40mL のバルーンを拡張，収縮させることで圧補助を行う補助循環装置である．心臓の後負荷軽減と冠動脈血流を増加させる効果がある．

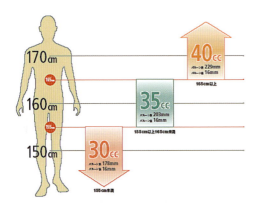

❶ バルーンサイズ決定
- 患者身長により推奨バルーンサイズを確認．
- 腎動脈周囲は石灰化病変が好発．
- 腎動脈から中枢側で収まるサイズを選択．

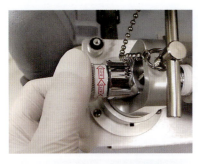

❷ ヘリウムガス元栓確認
- 機械本体のヘリウムガス元栓を開ける．（確認する）

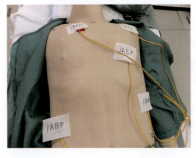

❸ 電極貼り付け
- IABPトリガー用の心電図電極であることを明記．
- 誤ってはがさないように注意喚起．
- 心電図，心エコーの邪魔にならない位置を選択．
- 心電図モニターラインを機械本体に接続．

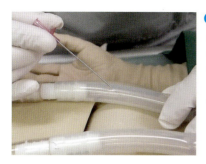

❹ 大腿動脈穿刺

- 皮膚消毒.
- 通常はセルジンガー法で穿刺.
- 背側血管壁を貫かないように穿刺することが望ましい.
- 穿刺針からの血液逆流を確認.

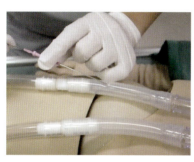

❺ ガイドワイヤー挿入

- X線透視下にシース挿入用ガイドワイヤーを挿入.
- 抵抗がある場合は無理に進めない.
- 必要であれば穿刺針から造影剤を注入して確認.
- 血管内にワイヤー全体を挿入しないように注意.
- ワイヤーを留置して穿刺針抜去.

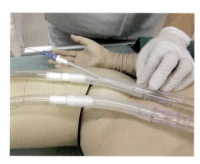

❻ ダイレーター・シース挿入

- ダイレーターを皮下組織,血管壁を通過させる.
- ワイヤーを留置してダイレーター抜去.
- ダイレーターをシースの内側に接続.
- シース挿入.
- ダイレーターとワイヤーを抜去.

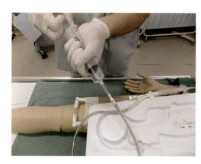

❼ 一方向弁接続

- IABPカテーテルヘリウムガスラインに一方向弁を接続.
- 付属シリンジでバルーンに陰圧をかける.
- 一方向弁は接続したままシリンジを取り外す.

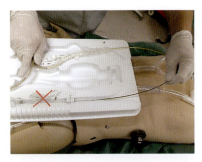

❽ バルーン取り出し

- バルーンはラッピングがほぐれないように保護された状態.
- 慎重に引き抜く.
- 引き抜き後はできるだけバルーン部分は触らない.

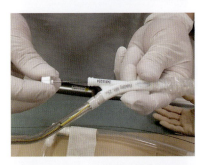

❾ ワイヤールーメンフラッシュ

- ワイヤールーメン内の内針を抜去.
- ヘパ生で内腔をフラッシュ.

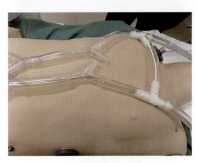

❿ ガイドワイヤー挿入

- X線透視下にIABPカテーテル挿入用.ガイドワイヤーを挿入.
- 透視で側枝に迷入しないよう誘導.
- 大動脈狭窄,蛇行などに注意.
- 抵抗を感じた場合は無理に挿入しない.
- 必要であれば大動脈造影で確認.

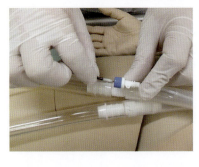

⓫ バルーン挿入

- バルーン先端をシースに挿入.
- 1cm程度ずつゆっくり挿入.
- IABPバルーンは不必要に触らない.

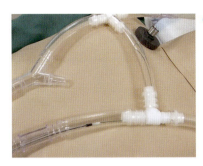

⑫ 先端位置確認
- ガイドワイヤー先端は大動脈弓まで誘導.
- バルーン先端は左鎖骨下動脈分岐部より約2cm末梢に留置.

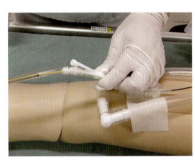

⑬ ガイドワイヤー抜去
- ガイドワイヤー抜去時のカテーテル移動に注意.
- ガイドワイヤー抜去後ヘパ生で内腔をフラッシュ.

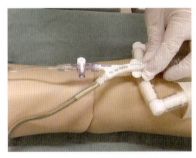

⑭ 動脈圧ライン接続
- ワイヤールーメンにIABP動脈圧ラインを接続.
- ラインをエアー抜き.
- 汚染防止のため三方活栓に保護栓.
- 機械本体に動脈圧モニターラインを接続.

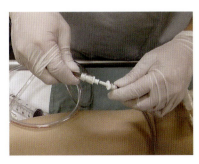

⑮ ヘリウムガスライン延長チューブ接続
- ヘリウムガスラインの一方向弁抜去.
- 延長チューブ接続.

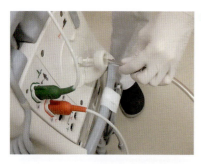

⑯ 機械本体に接続

- ヘリウムガスライン延長チューブを介助者に渡す．
- 介助者がIABP本体に接続．
- IABPカテーテル誤抜去防止の観点から本体との接続はわざと外れやすく設計．

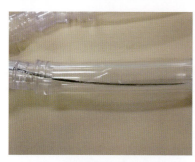

⑰ バルーン作動確認

- X線透視下にバルーンの拡張，先端位置を確認．

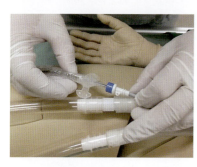

⑱ スリーブ接続

- スリーブをシースに接続．
- IABPカテーテル汚染防止目的．
- カテーテル先端位置移動時はスリーブ内のカテーテルを挿入もしくは引き抜き．
- スリーブ破損によるカテーテル汚染に注意．

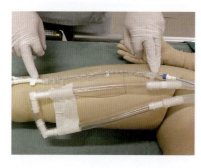

⑲ カテーテル固定

- シース，スリーブ，IABPカテーテルは別々に固定．
- 挿入側の下肢虚血がないか確認．

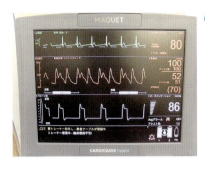

⑳ 聴診時設定
- 1：1設定ではバルーン膨張音で聴診困難.
- 聴診時，一時的に2：1に設定変更.
- 聴診後，設定復帰を忘れないよう注意.

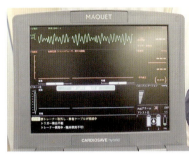

㉑ 心室細動時対応
- 心室細動では自動停止.
- 心室細動中のインターナルモード（心電図非同期）での作動は左心室内圧が急激に上昇し不適当.
- 除細動完了後に再駆動.

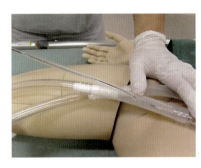

㉒ バルーンカテーテル抜去
- 本体スイッチ停止を確認.
- ヘリウムラインを反対から抜去.
- シースを血管外に抜去.
- バルーンの血栓付着を懸念して1秒程度，外出血させる.
- 血液汚染を広げないようにガーゼ等でブロック.
- 用手圧迫で止血.

器材紹介

　PCPS/ECMOに使用される体外循環装置は各社から販売されており，心停止後に低体温療法を含めた循環管理を目的とするのであれば，どのメーカーのものでも使用可能である．ただし，その特性を熟知しておく必要がある．
　IABPも同様であり，心停止後に落ち込んだ循環をサポート目的に使用される．近年は小口径のバルーンカテーテルが販売されており，さらに非侵襲を目指した設計となっている．

MERA遠心ポンプ装置
HAS-CFP®

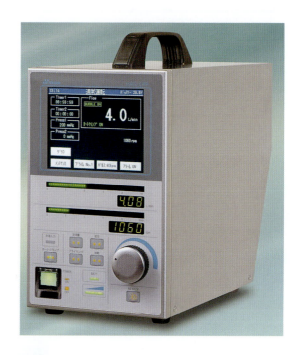

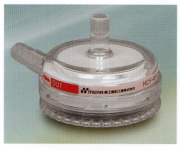

- 気泡検出機能，オートクランプ機能を搭載した安全装置を装備する．
- 小型冷温水槽を組み合わせて膜型人工肺により血液冷却することにより迅速な体温調節が可能である．
- 遠心ポンプ部分は耐溶血性が非常に優れており耐久性が高い特性を有している．

（泉工医科工業）

適切な循環補助：PCPS, IABP　**レッスン2**

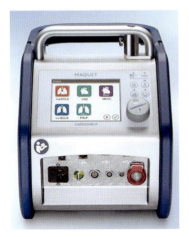

（マッケ・ジャパン株式会社）

Cardiohelp System™

- 人工肺と遠心ポンプが一体式というユニークな構造であり，非常にコンパクトな構成（30×40×60cm）である．
- プライミングはボックス式の人工肺の四隅から行われる．
- 遠心ポンプの設計として高度の抗血栓性を有している．

IABP駆動装置
コラートBP21-T®

- 日本人の体格を考慮した小口径である7Fr IABPバルーンに対応している．
- 頻拍時などに独自の予圧コントロール方式による高応答性能を有する．

（泉工医科工業）

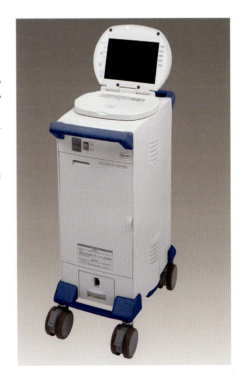

IABPバルーンカテーテル
TOKAI 7F-TAU®

- 日本人の体格を考慮した小口径である7Fr IABPバルーンである.
- 64列CTにより日本人の解剖特性を解析し,バルーン末端が腎動脈分岐部にかからない設計となっている.

（東海メディカルプロダクツ）

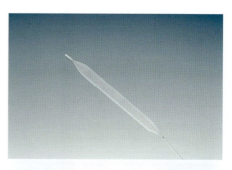

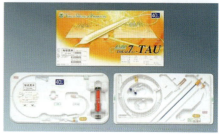

キャピオックス®
遠心ポンプコントローラー
SP-200 (NEO)

- 学会推奨の安全機構およびバックアップコントローラーを標準装備している.
- オートプライミングによる素早いセットアップが可能である.
- 従来比約4割減の軽量化と約3割減の小型化を達成している.

（テルモ株式会社）

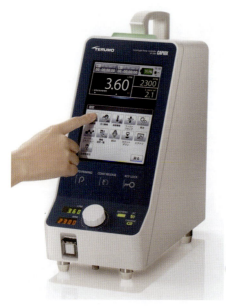

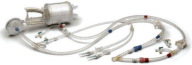

IABPカテーテル
TRANS-RAY 7Fr
FIBER-OPTIC IAB CATHETER

- 光ファイバー技術を用いた圧センサーによって動脈圧を測定可能にし，圧ルーメンを細くすることにより従来品より低侵襲な7FrのIABPカテーテル．
- 画期的な光ファイバー技術との融合によって，体内で自動的にキャリブレーションを行うことも可能．

(マッケ・ジャパン株式会社)

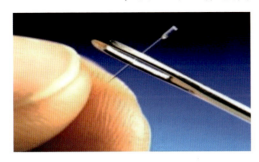
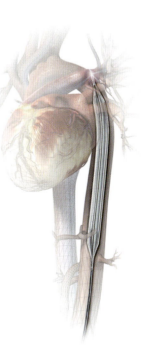

●まとめ

1. PCPSのプライミングについてはまずは落差で回路を満たしていくが，人工肺のエア抜きが重要である．その後，遠心ポンプのエア抜きを経て回路全体を細胞外液で満たした上で，ポンプを駆動し細かなエア抜きを行う．

2. PCPSではカニュレーションが困難であることが多いが，超音波ガイド等を活用することにより確実な穿刺を心懸ける．ガイドワイヤーの確認についても超音波で大動脈や下大静脈内を確認することが有用である．

3. 送血管・脱血管の挿入困難な場合は，刺入部の切開を加えるか，皮下を剥離すると通過することが多い．また十分にダイレーターを送脱血管に挿入し，段差を少なくしておく．

4. 回路を接続しPCPS確立を確認した後，熱交換器を作動させ体温コントロールを行う．その際には深部温を測定しておく．

5. PCPSにより循環維持が困難で，後負荷の軽減が必要な場合や，拍動流による補助が必要と判断した場合はIABPを併用する．

6. PCPS, IABPともに挿入された下肢の阻血について予防する必要があり，疑われる場合には末梢への灌流を行う必要がある．

レッスン3
適切な温度管理

　低体温療法の導入・維持・復温のため様々な冷却方法が臨床で用いられている．本レッスンでは，心拍再開後の体温管理に用いられる主なシステムについて紹介し，各システムの使用方法や注意点，体温管理のコツなどについて説明する．冷却方法に求められる理想的な要件には，
　①侵襲性が低く合併症が少ないこと，
　②実施が簡便で医療スタッフの負担を軽減できること，
　③安価で，医療コストを抑制できること，
　④冷却効果に優れ目標温度到達までが早いこと
などが挙げられる．低体温療法の導入に用いられる主な方法を表1に示す．最近では簡便な冷却輸液が多くの施設で用いられている．また維持・復温に用いられる主な方法を表2に示す．皮膚冷却に比べて血液冷却は侵襲性が高いがより厳密な体温管理が可能である．各システムの長所や短所を理解して体温管理を行うことが重要である．

表1　導入に用いられる主な方法

冷却方法	冷却部位	特徴
アイスパック	頸部，腋窩，鼠径部	● 簡便，安価，院外でも可能
冷水胃洗浄	胃	● 胃管の挿入　● 労力が大きい
冷却輸液	血液	● 簡便，安全　● 30分間で30mL/kgを輸液
咽頭冷却	咽頭	● 早い脳温低下　● 咽頭冷却カフの挿入
鼻腔冷却	鼻腔	● 早い脳温低下 ● RhinoChill System（本邦未承認）

表2　維持・復温に用いられる主な方法

冷却方法	冷却部位	特徴
体表冷却① （手動調整式）	皮膚	● 水循環による冷却ブランケット 　（ブランケットロール，メディサーム） ● スタッフの習熟が必要
体表冷却② （自動体温調節機能）	皮膚	● 熱伝導効率の高いジェルパッドの使用 　（アークティックサン） ● 体温の自動コントロールが可能
体外循環法① （PCPS）	血液（体外）	● 熱交換器付き人工肺の使用 ● 循環補助も可能
体外循環法② （KTEK-Ⅲ・Ⅳ）	血液（体外）	● 血液浄化療法（CHDF）の併用 ● スタッフの習熟が必要
血管内冷却	血液（体内）	● 冷却カテーテルの挿入 ● 体温の自動コントロールが可能

（笠岡俊志）

1. アークティックサン

　Arctic Sun®は特殊な粘着ジェルパッドを体表40%以上の面積に貼り付け，患者体温と連動して自動で体温制御する体温管理システムである．
　使用するジェルパッドのサイズ選択と装着方法，冷却，復温の設定方法について解説する．

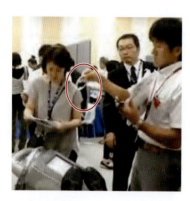
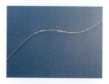
食道温センサー
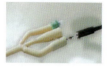
膀胱温センサー

❶ 体温プローブの接続
- YSI400サーミスタ方式の体温プローブを準備し，患者に装着する．（食道温，膀胱温，直腸温などがあるが，メーカーは食道温を推奨している．）

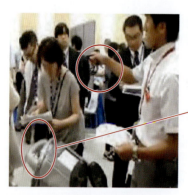
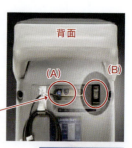

❷ 本体裏面のケーブル類の接続と起動
- 患者に留置した体温プローブを本体背面 (A) の一番左端のポートに接続されているケーブルに差し込む．
- 本体背面右上のスイッチ (B) をONにする．

(A)
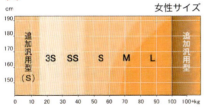

(B) 上半身(左) 上半身(右)
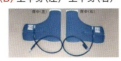

大腿(左) 大腿(右)
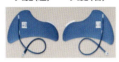

(C) 追加汎用型

❸ パッドサイズの選択

- サイズ表 (A) の身長と体重から適正サイズを選択する.
- パッドは4枚 (B) 貼るが,100kg 超の患者はLサイズ4枚と (C) の「追加汎用型」も貼る.

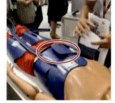

❹ 上半身へのパッド装着

- 患者を側臥位にして,背中からパッドを貼り付ける.
- 背骨は左右対称に1cm 空ける.
- パッドが余った場合は,写真のように腹側で重ね合わせる.
  (必ず乾いた皮膚に貼る.)

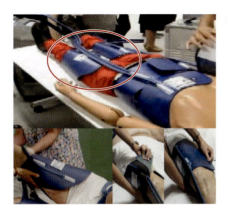

❺ 大腿部へのパッド装着

- 太腿の内側から貼っていき,パッドが余った場合は重ねる.
- ラインは屈曲しないように身体の上から足元側へ伸ばす.
- 腓骨部の神経圧迫に注意して貼り付ける.

レッスン 3　適切な温度管理

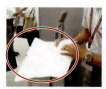 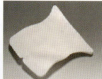

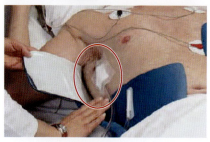

❻ 保護シートの活用

- ドレーン留置部位・創傷部位には同封の保護シートを活用する.
- 皮膚の観察はメーカー推奨（4〜6時間ごと）より院内基準が短ければ，それに従う.
- 皮膚保護材等も併用可能.

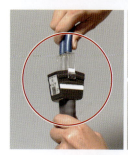

❼ 注水ラインとパッドの接続

- パッドと注水ラインを接続する際は，色（白と白，青と青）を合わせて装着する.
- 接続時，カチっと音が鳴る.

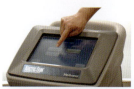

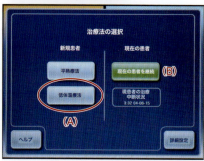

❽ 治療の選択

- 新規患者の場合は「低体温療法」(A)のボタンを選択する.
- 前回の患者設定を呼び出す場合は「現在の患者を継続」(B) のボタンを選択する.
（過去6時間以内に治療していた場合のみ表示.）

適切な温度管理　**レッスン 3**

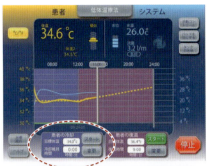

❾ 冷却の設定
- 画面左下の患者の冷却設定枠にある「変更」ボタンを押す.

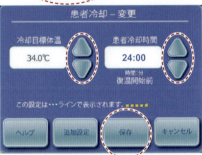

❿ 目標体温と冷却時間の設定
- 上下のボタンで「冷却目標体温」と「患者冷却時間」を入力する.
- 設定後は必ず「保存」ボタンを押す.

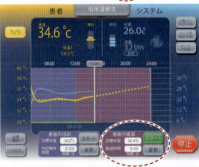

⓫ 復温設定
- 画面右下の患者の復温設定枠にある右下の「変更」ボタンを選択する.

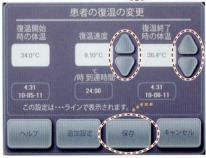

⓬ 復温速度と終了時の体温設定
- 上下のボタンで「復温速度」と「復温終了時の体温」を入力する.
- 設定後必ず「保存」ボタンを押す.

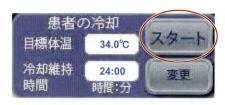

⓭ 治療の開始（スタート）
- 冷却の目標体温や維持時間の設定を確認し，必ずスタートボタンを押す．
  （スタートボタンは冷却と復温の枠それぞれにあるので，押し間違えないよう注意する．）

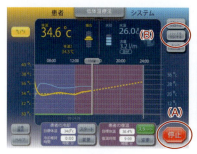

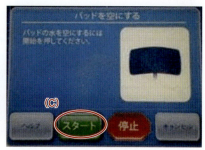

(B)

⓮ 治療終了
- 治療を停止するには (A) の停止ボタンを押す．
- 画面右上 (B) の「パッドを空にする」ボタンを押し，(C) の「スタート」ボタンを押す．（パッドを外す前に必ず実施する．）

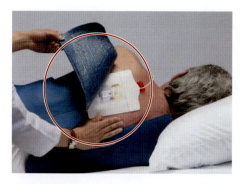

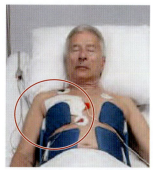

⓯ AED 使用時
- AED のパッドの上に Arctic Sun® のジェルパッドを貼付したまま施行可能．

適切な温度管理　レッスン3

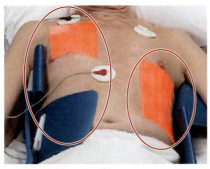

⑯ **手動式除細動器使用時**
- Arctic Sun®のジェルパッドの一部をめくり，除細動を施行可能．

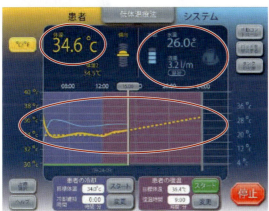

⑰ **表示アイコン**
- 黄色の数字は患者体温，黄色の実線は患者体温の履歴，黄色の点線は設定した目標体温を表す．
- 画面右上に水温，水位，流量が表示される．
- 2分経過後，自動的にパネルロックされる．

サイズ	適正パッド流量4枚
3S	3.2L/min
SS	1.5L/min
S	2.3L/min
M	2.3L/min
L	2.3L/min

⑱ **パッド流量**
- 適正な流量が流れているかチェックする．
- **左表**に示した流量以下であれば，ラインの屈曲や，コネクタの接続不良の可能性がある．
- 流量が少なければ，体温制御に影響を及ぼす可能性がある．

（写真提供：アイ・エム・アイ株式会社）

2. クーデック® アイクール（咽頭冷却）

1 クーデック®アイクール（咽頭冷却）の概要

　近年開発されたクーデック®アイクール（咽頭冷却）は咽頭を冷却することにより，近接して上行する総頸動脈を冷却し，冷却された血液により脳温を低下させる冷却装置である．咽頭冷却には蘇生中でも施行でき，また，血行性に脳を選択的に冷却するというメリットがある．

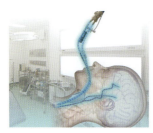

❶ 対象患者，使用のタイミング

- 対象患者：心原性・非心原性にかかわらず心停止後に低体温療法が必要な患者．（胸骨圧迫中も使用可能．）
- 全身冷却に先立ち利用する．（使用時間は2時間．）咽頭冷却後は必要に応じ，全身冷却に移行する．

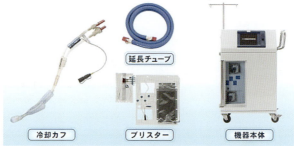

❷ 構成

- 冷却カフ，ブリスター，延長チューブ，機器本体の4つのパーツで構成されている．
- 機器本体のみが再利用可能，それ以外のパーツは再利用できない．
- 磁気共鳴画像診断装置（MRI）の管理区域内，および高圧酸素療法室内では，使用できない．

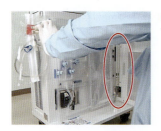

❸ ブリスターのセット方法1

- ブリスター内で生理食塩水が5℃に冷却される．
- 機器本体にブリスターを装着する．
- 水位センサー5カ所に，チューブを押し込む．

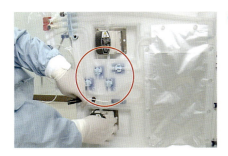

❹ ブリスターのセット方法2
- チューブクランプを4カ所装着する．

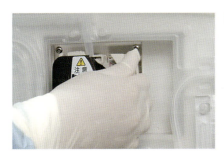

❺ ブリスターのセット方法3
- チューブを奥まで沿わせ，上下の2カ所のポンプカバーを閉じる．

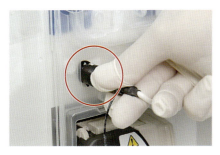

❻ ブリスターのセット方法4
- 冷却カフ内に50cmH₂Oの圧力で5℃の生理食塩水が流れる．これをモニターする温度圧力センサーを装着する．

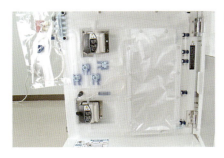

❼ ブリスターのセット方法5
- ブリスターのセットは事前に行うことができる．(3か月はこの状態で保管可能．)
- ブリスターのセットを完了し扉を閉じる．

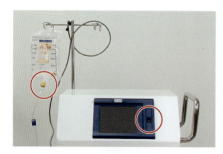

❽ 冷却水の取り込み1

- 機械本体の電源を入れる.
- ブリスターの生理食塩水取り込みラインと，1,000mLの生理食塩水バッグを接続する.
- あらかじめ冷蔵庫で冷やした生理食塩水を使用すれば，冷却水が早く設定温度（5℃）に到達する.

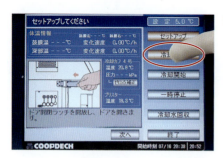

❾ 冷却水の取り込み2

- 冷却準備スイッチを押して，冷却水の取り込みを行う.
- 冷却水が設定温度（5℃）になると機械本体に表示される.
- 5℃に達さなくとも冷却開始は可能.

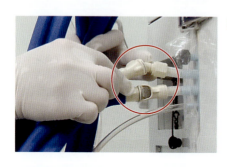

❿ 延長チューブとブリスターの接続

- 延長チューブとブリスターをカチッと音がするまでしっかり接続する.

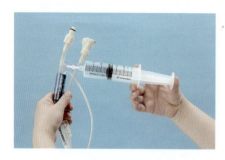

⓫ リークテスト等

- 二方活栓から空気を注入して，冷却カフに破損がないかリークテストを行う.
- エアは最大80mL注入できる.
- エアリークがないことを確認後，脱気し，二方活栓を閉じる.
- 冷却カフ全体に潤滑ゼリーをまんべんなく塗る.

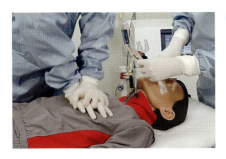

⓬ 咽頭冷却カフの挿入

- 気管挿管を行い，気道が確保されていることが前提．
- 頭部を後屈させ，ラリンジアルマスクと同様に硬口蓋に沿わせるように冷却カフを挿入する．
- 抵抗があるときには無理な力をかけない．

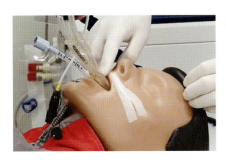

⓭ 咽頭冷却カフ挿入の深さ

- 門歯位置にマーキング（体格に合わせ3カ所）を目安に挿入する．
- 食道入口部まで先端が挿入されると，自然とそれ以上挿入できなくなる．（無理な挿入は禁忌．）
- 挿入時に歯牙の破損や，歯牙によるカフの破損に注意する．

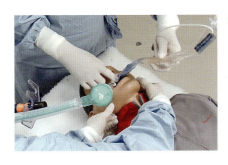

⓮ 咽頭冷却カフの挿入（2人法）

- 介助者がいる場合は，介助者が下顎を挙上することで，咽頭部に十分なスペースを確保でき，よりスムーズに挿入できる．

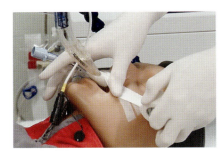

⓯ カフの固定，冷却装置との接続

- 動かないように冷却カフを固定する．
- 冷却カフは，気管チューブとは別に単独で固定する．
- 太めのテープで上顎に固定する．

レッスン 3　適切な温度管理

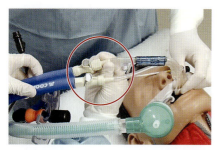

⓰ 冷却カフと延長チューブの接続
- 冷却カフと延長チューブを接続する．

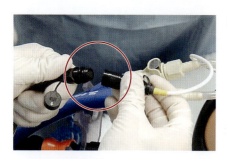

⓱ 冷却カフと温度圧力センサーの接続
- 冷却カフと温度圧力センサーを接続する．

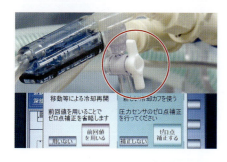

⓲ ゼロ点補正
- 二方活栓を開放した上で，機械本体のタッチパネルを操作して，ゼロ点補正を行う．
- ゼロ点補正後，二方活栓を閉じる．

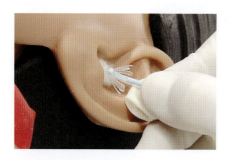

⓳ 温度センサーの装着
- 鼓膜温センサーを挿入する．
- 中枢温測定のためのセンサー（直腸温，膀胱温など）を挿入する．
- 温度センサーと機器本体を測定ケーブル（YSI-400 仕様）でつなぐ．

適切な温度管理　**レッスン3**

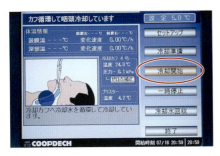

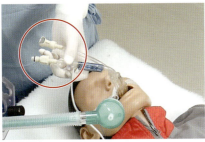

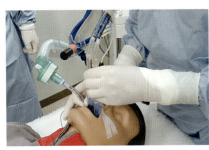

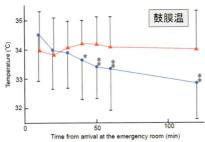

青：咽頭冷却群，赤：コントロール群，＊$p<0.05$，
＊＊$p<0.01$
(Takeda Y, et al. Resuscitation 2014; 85(12): 1647-53より引用)

⑳ 冷却水の還流

- すべてのチューブに過剰な力がかかっていないことを確認し，冷却開始ボタンを押して冷却を開始する．
- 咽頭冷却の使用期間は2時間．（適宜，全身冷却に移行．）

㉑ 患者搬送，処置などの際の冷却の一時停止

- 咽頭冷却カフを装着したまま，コネクター類を外し，患者を移動できる．
- 一時停止ボタンを押し，温度圧力センサーと延長チューブの接続を外したあと，電源を切り，移動する．
- 冷却再開の場合は電源を入れ，コネクター類を取り付け，再開する．（ゼロ点補正は前回値を呼び出す．）

㉒ 冷却水の回収，冷却カフの抜去

- 咽頭冷却が終了したら，冷却水回収ボタンを押して，冷却水を回収し，温度圧力センサーと延長チューブの接続を外す．
- 気管チューブをおさえつつ，口腔内を目視しながら冷却カフを抜去する．（気管チューブが誤抜去しないよう，注意する．）

㉓ 臨床成績

- 咽頭冷却の施行により，早期に鼓膜温は有意に低下する．
- 合併症（死亡，凝固障害，感染，全身性炎症反応症候群，急性肺障害，肺炎，不整脈，敗血症）は増加させない．
- 自己心拍再開率に影響なし（冷却による心抑制なし）．

（写真提供：大研医器株式会社）

3. サーモガード®

❶サーモガード®本体のセットアップ，❷冷却用カテーテル（クールライン®）の準備・接続・抜去，❸実際の操作に分けて解説する．なお，サーモガード®は低体温療法への適応は薬事承認申請中で，2015年3月時点では薬事未承認．

1 サーモガード®本体のセットアップ

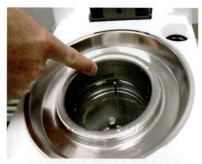

❶ 温度コントロール槽の冷却液の水位を確認し，電源を入れる．

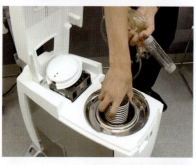

❷ スタートアップキットを開封し，熱交換コイルを温度コントロール槽へ入れる．

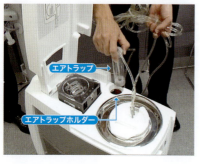

❸ 温度コントロール槽フタをチューブ出口が3時方向になるようにしっかり閉め，エアトラップをエアトラップホルダーに挿入する．

適切な温度管理　**レッスン3**

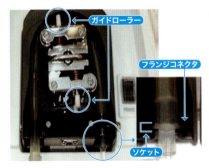

❹ ローラポンプカバーをあけ，ソケットにポンプチューブのフランジコネクタをしっかり奥まで取り付ける．
ポンプのハンドルを反時計回りに手動で回して，ローラポンプの周りにチューブを取り付ける．

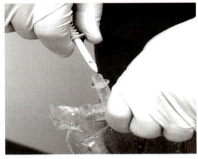

❺ チューブの先端（スパイク）を500mLの生理食塩水のバッグにつなぐ．プライミングには約200mLが使用される．

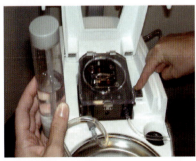

❻ エアトラップを取り出し，逆さに持った状態で，回路内のエア抜き（プライミング）のため，「PRIME」スイッチを押し続ける．約5秒してローラポンプが回転を始めるので，そのまま回路内のエアが無くなるまで約2分間スイッチを押し続ける．

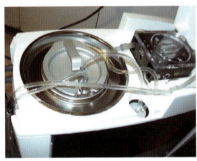

❼ プライミングが終了したらエアトラップをエアトラップホルダーに戻し，上部カバーにチューブが挟まれないことを確認しながらカバーを閉める．

2 冷却用カテーテル（クールライン®）の準備・接続・抜去

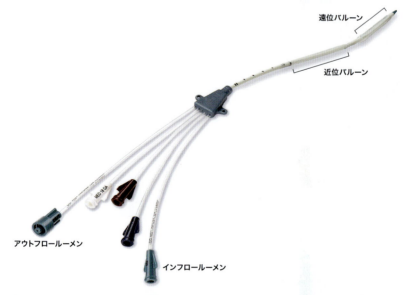

❶ クールライン®を通常の中心静脈カテーテルの挿入と同様の手技でシースを使用せずに中心静脈内に留置する．皮膚穿刺部から血管までの距離が長いと近位バルーンが血管外に位置する可能性がある．X線撮影によりカテーテルが目的部位に留置されていることを確認する．鎖骨下のアプローチや，太った患者さんでの鼠径からのアプローチは注意が必要．

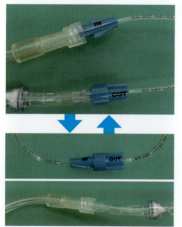

❷ サーモガード®の本体が停止している状態（待機状態）でスタートアップキットの回路とクールライン®を接続する．
ベッド移動などで一時的に回路を取り外す場合には，サーモガード®を待機状態にしてから写真のようにクールライン®同士，スタートアップキット同士を接続する．

適切な温度管理　**レッスン3**

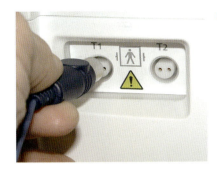

❸ 体温プローブをサーモガード®のT1に接続する.
YSI-400準拠の温度プローブが必要.
膀胱温センサー（尿道カテーテル一体型）が使われることが多い.

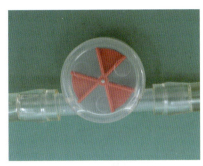

❹ サーモガード®が作動し，冷却された生理食塩水が循環している間は，フローインジケータ（水車）が回転している．これが回転していない場合には，回路の接続がはずれ，閉塞やバルーンの損傷などが疑われる．

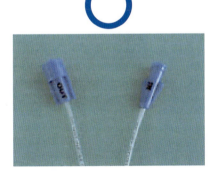
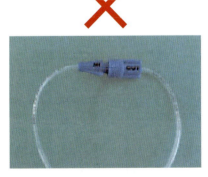

❺ クールライン®の留置は7日以内とされている．抜去する際には，基本的に通常の中心静脈カテーテルと同じ手技でよいが，必ず生理食塩水を循環させるインフロールーメン，アウトフロールーメンは開放しておく．さもなければ，バルーンが拡張した状態で維持され，抜去の際の抵抗が大きくなったり，止血が困難になる．抜去時に抵抗が大きい場合は，インフロールーメン，アウトフロールーメンのキャップがはずれていることを確認し，シリンジを用いてバルーン内の生理食塩水を抜く．

3 実際の操作

❶ モードを選択し，目標体温を設定する．定速モードでは，温度変化速度（rate）も設定する．

　設定が終わった段階では「待機」となっており，体温調節は行われていない．

　「Standby/Run」を押すと作動する．

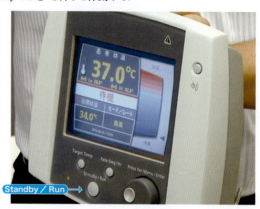

❷ サーモガード®では「最速」「定速」「冷却のみ」の3つのモードがある．最速モードは低体温療法導入時に使用される．

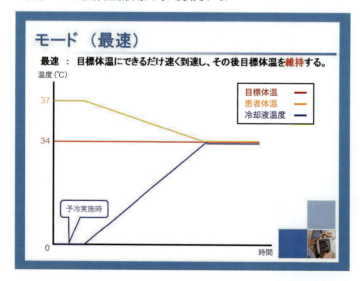

定速モードは復温期に使用される.

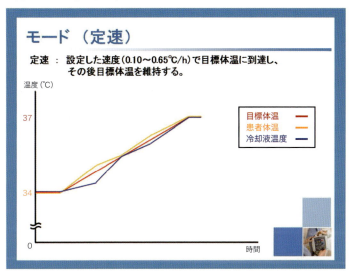

冷却のみ（fever control）モードは復温後の体温維持や常温療法で使用される．このモードでは体温が下がりすぎた場合にも加温されることはないので，モード選択時に確認を求められる．

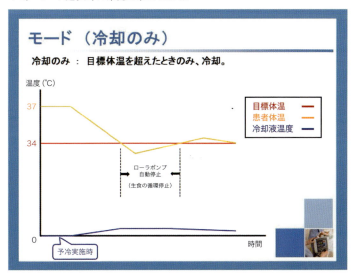

（写真提供：旭化成ゾールメディカル株式会社）

4. KTEK-Ⅳ

　KTEK-ⅣはCBP（持続緩徐式血液浄化）の体外循環用回路に接続し，加温冷却装置を用いて冷却水を灌流させ，直接血液を冷却することで体温管理を行う．低体温療法の導入期，冷却期，維持期のいずれの段階でも使用が可能で，高い冷却効率と安定した体温管理が行える．

1 準備物品

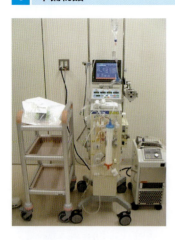

- KTEK-Ⅳ（以下KTEK），専用ホルダー，プライミングが終了した血液浄化回路，生理食塩水（100mL程度），チューブ鉗子，加温冷却装置を用意する．

2 専用ホルダーへの装着

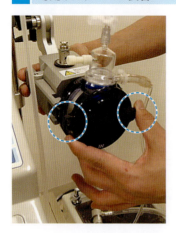

- ホルダーにKTEKをセットする．専用ホルダーの穴にKTEKを挿入し，しっかりと押し込みながら，左右のツメで隙間がないように固定する．

3 KTEKと血液浄化回路の接続

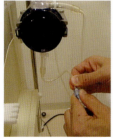

- KTEK下側の入口側チューブ（メスコネクター）とプライミング済みの血液浄化回路を接続しロックする．

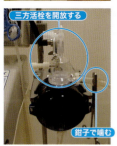

- KTEK右側の出口側チューブ（オスコネクター）をチューブ鉗子で噛み，エアー抜きのためKTEK上側の三方活栓を開放する．

※KTEK開封時は三方活栓が緩んでいる場合があるため必ず締め直すこと．

4 プライミング

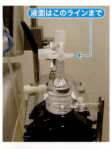

- 血液浄化装置の血液ポンプ流量を50mL/minに設定して，血液ポンプを回転させる．生理食塩水が三方活栓まで来たら血液ポンプの回転を停止し，三方活栓を閉じキャップをする．

※血液ポンプ流量は50mL/min以下で回す．
気泡が砕けるためKTEKは叩かない．

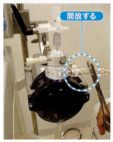

- 次に，出口側チューブを閉じていたチューブ鉗子を開け，再度血液ポンプを50mL/minで回転させチューブ内に生理食塩水を満たす．
- 最後に，KTEKを軽く手で叩き気泡が残っていないか確認し，取り除く．気泡がなくなったら出口側チューブをチューブ鉗子で噛み，血液ポンプを停止する．

5 圧力ラインの接続

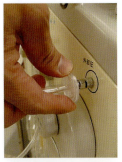

- 血液浄化装置に外部圧ポートなどがある場合は，KTEKに付属している圧測定回路のフィルター側を血液浄化装置の外部圧ポートに接続する．

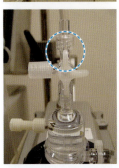

- 反対側のチューブをKTEK上側の三方活栓に接続し，三方活栓を上向きに開く．

6 冷却装置の接続

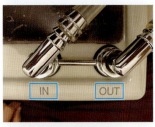

- 冷却装置と専用ホルダーのINとOUTを確認し，それぞれが合うように接続する．

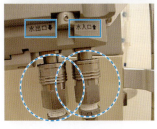

※ 専用ホルダーと冷却装置の接続部が合うことを確認し，接続コネクターが異なる場合は冷却装置側の接続コネクターを専用ホルダーに合うコネクターに交換すること．

7 冷却水のリーク確認と準備完了

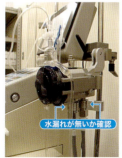

- 冷却装置を接続後，冷却水を循環させKTEKと専用ホルダーの接続部や冷却装置とホルダーの接続部からリークがないことを確認すること．

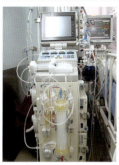

- 臨床使用中の冷却水温度は20℃以上にする（血液の過冷却による血液凝固を防ぐため．）

8 各種設定

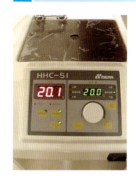

- 加温冷却器の水温は20℃以上に設定し，血液浄化装置の血液ポンプ流量は100〜150mL/minに設定する．血液浄化の条件と抗凝固剤の種類・投与量は各施設の基準により設定する．

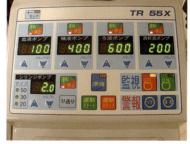

※回路内圧上昇の原因となるため冷却水温は20℃以上，血液流量は150mL/min以下で施行する．

9 治療開始

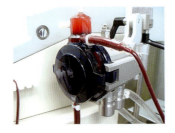

- 血液浄化回路の脱血側とKTEKの出口側チューブをブラッドアクセスカテーテルに確実に接続し，血液ポンプの運転を開始する．回路内圧が安定したら冷却水を流し，冷却を開始する．

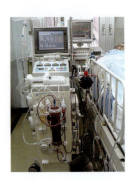

- 体外循環を施行しているため回路内凝固の可能性がある．回路内圧の定期的な観察を行うこと．
- 低体温施行中は肺動脈血液温・膀胱温・食道温など持続的にモニタリングすること．
- 特に目標深部体温まで冷却する導入期では，過冷却に注意すること．

10 使用上の注意点

- KTEK-Ⅳは，冷却水と血液が金属ベローズを介して，熱交換を行うため，冷却効率が高い．しかし冷却水の温度設定によっては，血液粘度が上昇し，回路内圧の上昇が起こる場合がある．

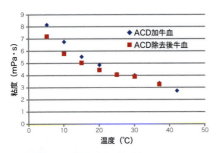

牛血を用いた試験結果により，血液粘度は温度の低下とともに上昇し，30℃の血液と5℃の血液とでは約2倍の粘度差が生じた．ハーゲン－ポアズイユの法則より，配管径，長さ，流速は同じ条件とした場合，血液粘度が2倍になると，圧力損失は2倍になる．

温度変化による粘度変化（牛血）

- 急激な血液の冷却による粘度上昇を避けるため，血液流量は遅めから，冷却水温度は高めから循環を開始し，回路圧をモニタリングしながら血液流量，冷却水温度のコントロールを行うことが圧上昇を回避するポイントである．
  推奨使用条件：
  ①血液流量は150mL/min以下，②冷却水温度20℃以上，③凝固能の定期的なモニタリング

11 まとめ

- KTEK-ⅣはCBPと組み合わせることで，低体温療法による合併症をコントロールできる．
- 安価で，各施設既存の装置で使用でき，導入が容易である．
- 臨床使用時は過冷却による回路内圧上昇に注意する．

（写真提供：川澄化学工業株式会社）

●まとめ

　本邦において低体温療法のために様々な冷却方法が臨床使用されているが，冷却方法による違いが患者の予後に及ぼす影響は明らかではない．冷却部位による侵襲性の違い，体温管理の簡便さや精度など各方法の利点・欠点を熟知した上で各施設の状況に合わせた冷却方法を選択することが望まれる．

各論

レッスン4
PCASシミュレーション（適切なチーム医療）

　自己心拍再開後ケアにおいて低体温療法は非常に重要である．心室細動後の心停止後症候群では低体温療法はクラスⅠ適応であるが，どの病院でも低体温療法が導入できるとは言い難い．

　このレッスンでは，どの施設でも自己心拍再開後ケアが簡単にできるようにアルゴリズムを理解していただき，集中治療医や救命医が居なくても自己心拍再開後ケアの初期導入ができるようになることを目標としている．

　前半では自己心拍再開後ケアのアルゴリズムについての理解を深めていただき，後半では実際に心停止後症候群の症例に対する自己心拍再開後ケアのシミュレーションを体験していただく．

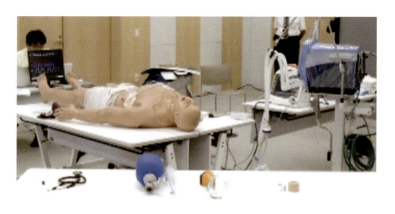

（武田　聡）

1. アルゴリズムについて

- 自己心拍再開後ケアの治療アルゴリズムについて，日本蘇生協議会（JRC）ガイドラインとヨーロッパ蘇生協議会（ERC）ガイドラインでは明示されていない．
- アメリカ心臓協会（AHA）ガイドラインでは，わかりやすいアルゴリズムが示されているが，具体的なトレーニングは行われていない．
- 自己心拍再開後のGoal Directed TherapyがGaieskiらによって発表されている．このアルゴリズムには循環動態の安定化についての詳細が明示されているが，全ての施設で低体温療法を含む自己心拍再開後ケアができるようにするためには，前述のAHAのもののような簡便なアルゴリズムが必要である（Gaieski DF, et al. Resuscitation 2009: 80(4); 418-24）．
- そこで我々はAHAのアルゴリズムを参考に，簡便な心拍再開後ケアのアルゴリズムを，A：Airway，B：Breathing，C：Circulation，D：Dysfunction of CNS and Differential diagnosisのABCDとして考えた．

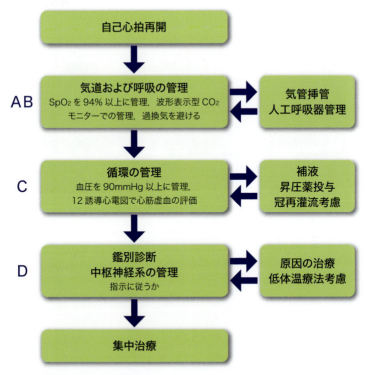

心拍再開後ケアのアルゴリズム

❶ A：Airway
- A：Airwayでは必要があれば気管挿管を行い，EtCO$_2$を使用して気管チューブの位置を確認する．気管チューブの位置を確認後，人工呼吸管理を開始する．

❷ B：Breathing
- B：Breathingでは，EtCO$_2$は35〜40mmHgを，SpO$_2$はFiO$_2$を調整して94%以上を維持する．

❸ C：Circulation
- C：Circulationではまずは補液を行い，必要に応じて昇圧薬を併用して，血圧を90mmHg以上に維持する．
- さらにCでは，12誘導心電図を記録して，ST上昇等の急性冠症候群の関与が疑われれば，緊急カテーテル検査およびPCIを検討・準備する．

❹ D：Dysfunction of CNS and Differential diagnosis
- D：Dysfunction of CNSでは，患者が指示に従うかを判定して，反応が無ければ低体温療法の導入を検討する．
- さらにD：Differential diagnosisでは，心停止となった原因を考え，再び心停止にならないように原因治療を考慮する．

2. 実際のPCASシミュレーションについて

　1グループ8名でのチームトレーニングを行った．役割分担としては，リーダー（および補助）2名，気道管理（および補助）2名，循環管理（および補助）2名，体温管理（および補助）2名，とした．

症例：循環 次郎（仮名）52歳 男性

患者背景
　40歳代から高血圧症，高脂血症，糖尿病を指摘され，内服治療を受けていた．喫煙を1日に40本，父と母に心筋梗塞の既往がある．
　今回，駅のホームで突然卒倒，通行人により心肺蘇生とAEDによる除細動を行なわれたが自己心拍再開せず．その後救急隊が救命処置を継続，救急車による搬送途中に5度目の除細動で自己心拍が再開した．自己心拍再開直後に救急部に到着．身長・体重：166cm・86kg

患者設定
　救急部初療室．救急隊がバッグバルブマスクで人工換気中．患者の気道は開通しているが，自発呼吸は無い．頸動脈はしっかりと拍動を認める．呼びかけには全く反応しない．

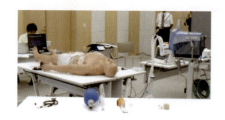

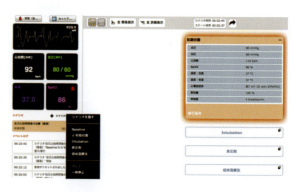

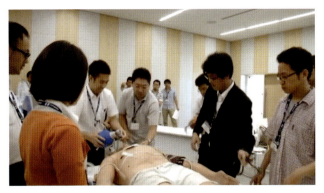

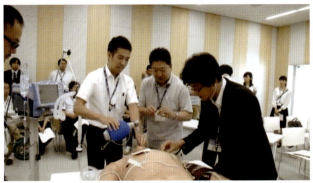

1 役割分担

- リーダーはメンバーに役割分担を指示する.

2 気道確保および呼吸管理

- 継続的な気道確保と人工呼吸管理が必要であるので,A: Airwayの確保が必要.
- エアウェイスコープ® 等のデバイスを使用して気管挿管を行う.
- 挿管後の確認では,胃部ごぼごぼ音がないこと,胸郭の挙上が左右対象であること,呼吸音が左右認められること,気管チューブに曇りがあること等を確認.
- またAおよびB:Breathingの評価として,波形表示型$EtCO_2$が正常波形を示し,値が35〜40mmHgであることを確認.(一番確実な気管挿管の位置確認方法は波形表示型$EtCO_2$を確認することである.)
- さらにBの評価として,SpO_2が94%以上に維持できる最小限のFiO_2に設定することを確認.

レッスン4　PCASシミュレーション（適切なチーム医療）

3　人工呼吸管理

- 人工呼吸器に接続して人工呼吸管理を開始する．（人工呼吸器の設定にて，継続的に波形表示型 $EtCO_2$ が 35～40mmHg，SpO_2 が 94% 以上に維持できる最小限の FiO_2 に設定することを確認．）

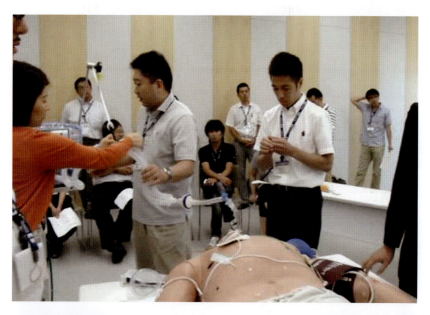

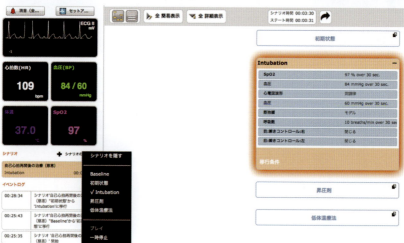

4 循環の評価

- 循環C：Circulationの評価は血圧から．血圧は収縮期血圧90mmHg以上に維持できるように，補液と必要があれば昇圧薬（ドパミン，アドレナリン，ノルアドレナリン）を使用．
- 12誘導心電図を記録して，心停止の原因としてST上昇等の急性冠症候群の関与を検討する．虚血性心疾患の関与が疑われれば緊急心臓カテーテル検査およびPCIによる再灌流治療を検討・準備する．

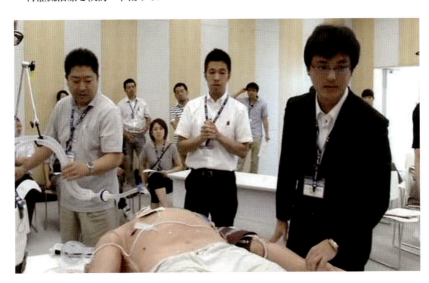

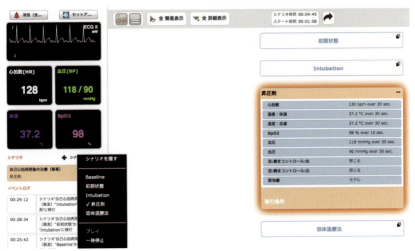

5 意識の評価

- D：Dysfunction of CNSでは患者の反応を確認．反応が無ければ低体温療法の適応であり，治療を開始する．体表冷却ではArctic Sun®等を使用する．
- チームで協力してArctic Sun®を装着後は低体温療法を開始し，目標温度を維持する．

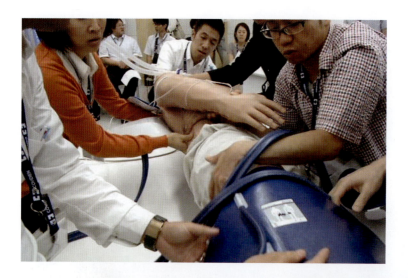

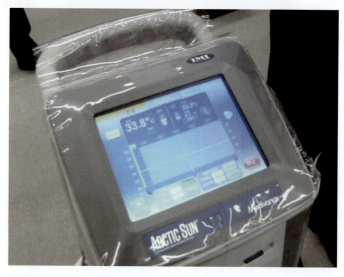

PCAS シミュレーション（適切なチーム医療）　**レッスン 4**

6 鑑別診断

- 同時に D：Differential diagnosis（鑑別診断）を行い，再度心停止に戻らないように原因の治療を行う．
- 必要があれば心臓カテーテル検査室や CCU と連絡を取り，検査室や CCU への移動を考慮する．不要であれば ICU への移動を考慮する．

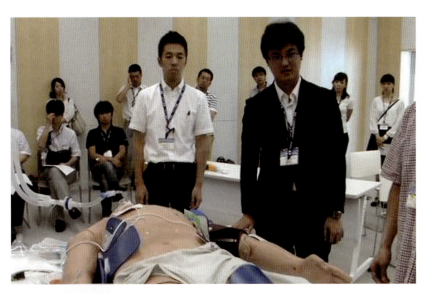

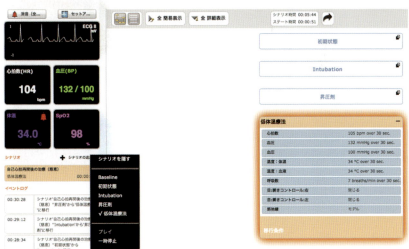

7 デブリーフィングの実施

- 終了後にはデブリーフィングを行い，PCASアルゴリズムやチーム蘇生についての振り返りを行う．
- 時間があればメンバーを替えて同様のトレーニングを繰り返す．
- 低体温療法導入時，維持時，復温時の注意点について議論する．
- 合併症の対応について議論する．
- 鎮静鎮痛について議論を行う．

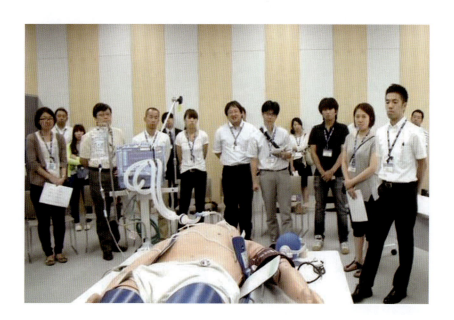

● まとめ

　心拍再開後ケアのアルゴリズムの要点は以下の通りである．
A：Airway（気道）：気管挿管
A：Airway（気道）およびB：Breathing（呼吸）：EtCO$_2$波形および数値確認
B：Breathing（呼吸）：人工呼吸器装着
B：Breathing（呼吸）：SpO$_2$確認
C：Circulation（循環）：血圧確認（補液負荷および昇圧薬投与検討）
C：Circulation（循環）：12誘導心電図記録（PCI必要性検討）
D：Dysfunction of CNS（意識）：意識確認および低体温療法準備
D：Differential diagnosis（鑑別診断）：原因疾患治療も同時に

以上のアルゴリズムを活用し，心停止後症候群の症例に対する自己心拍再開後ケアに積極的に関与していただければ幸いである．

一般社団法人 日本蘇生協議会（代表理事 野々木 宏）
〒151-0053 東京都渋谷区代々木 2-5-4
（財）日本心臓血圧研究振興会附属榊原記念病院内
http://jrc.umin.ac.jp/
照会先　jrc-office@umin.ac.jp

心拍再開後ケアと低体温療法
トレーニング・マニュアル

編者　一般社団法人　日本蘇生協議会

印刷日　2015 年 4 月 15 日
発行日　2015 年 5 月 10 日

デザイン――花本浩一・(株式会社麒麟三隻館)
DTP――有限会社サンプロセス
印刷・製本――モリモト印刷株式会社

発行所　一般社団法人　日本蘇生協議会出版部
発　売　株式会社 学樹書院
〒151-0071　東京都渋谷区本町 1 丁目 4 番 3 号
TEL 03 5333 3473　FAX 03 3375 2356
http://www.gakuju.com
ISBN 978-4-906502-71-4 C3047　©2015 Japan Resuscitation Council

JCOPY ＜(社)出版者著作権管理機構　委託出版物＞

本書の無断複写は著作権法上での例外を除き禁じられています。複写される場合は、そのつど事前に、(社)出版者著作権管理機構(電話 03-3513-6969、FAX 03-3513-6979、e-mail: info@jcopy.or.jp)の許諾を得てください。